ねころんで読める

「やっぱりわからない！」人のための入門書

感染症と抗菌薬のきほんのき

浜松市感染症対策調整監 兼
浜松医療センター
感染症管理特別顧問
矢野 邦夫 著

JN033194

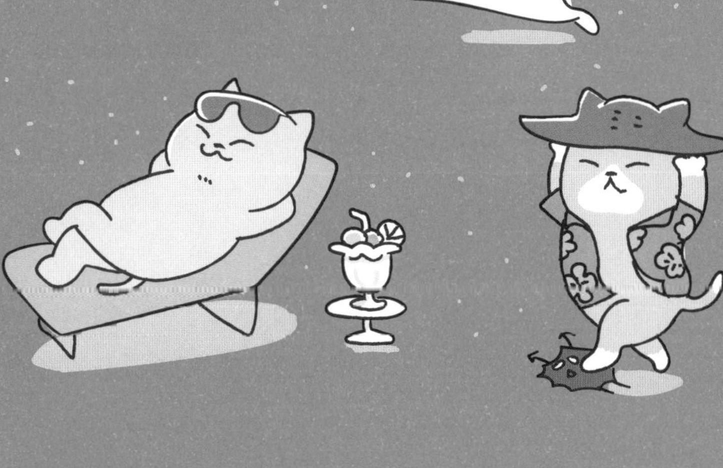

MC メディカ出版

はじめに

抗菌薬が苦手な医療従事者は数多くいます。抗菌薬を使いこなすには、「抗菌薬の特性」「原因菌」「感染症」の3つについて理解しておく必要があるからです。このなかで、最も理解しにくいのが「抗菌薬の特性」といってもよいと思います。

抗菌薬について苦手意識をもっている人のほとんどが抗菌スペクトルでつまずいています。確かに、書籍で調べれば済むことかもしれませんが、臨床現場のなかで毎回確認するわけにはいきません。そのため、抗菌スペクトルをあらかじめ熟知しておく必要があります。具体的には、どのようにしたらよいのでしょうか？

抗菌スペクトルでは、数多くの病原体とさまざまな抗菌薬の組み合わせがあるので、いきなり全体を覚えようとすると疲れてしまいます。そうではなく、抗菌スペクトルの土台を覚え込んで、その抗菌薬のイメージを身に付けてから、全体の理解に向かうことをお勧めします。抗菌薬をみるだけで、抗菌スペクトルのイメージが湧き上がってくればよいのです。これさえできれば、あとは、臨床経験で肉付けするだけです。

本書では抗菌スペクトルの表現を極限まで単純化しました。ピカソのような抽象画のように見ながら、そのイメージが身体に染み渡ればよいと考えました。そして、可能な限り、分かりやすく説明するように努めました。第1章では「感染症の神様」の言葉として、感染症の治療について記述しました。たとえ話も数多く取り入れています。第2章では抽象画のような抗菌スペクトルを解説するために、会話能力を獲得した抗菌薬から生の声を聞くようにしました。そして、第3章では、それぞれの抗菌薬の問題点と有利な点を「知っててほしい！ 特徴」「皆に伝えたい！ 重要ポイント」として、抗菌薬自身から話してもらいました。

本書が抗菌薬の真の理解のための入門書になることを希望いたします。そして、読者がこれから、さらなる抗菌スペクトルの知識を積み上げる一助になれば幸いです。

最後に、このような企画を提示していただいたメディカ出版の井奥享子氏に心から感謝の意を表したいと思います。

2024年2月吉日

浜松市感染症対策調整監 兼
浜松医療センター 感染症管理特別顧問
矢野邦夫

ねころんで読める

感染症と抗菌薬のきほんのき

Contents

第1章　感染症の神様へのインタビュー

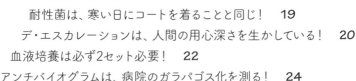

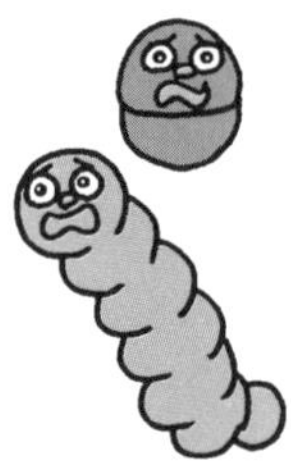

第2章　抗菌薬との楽しい会話

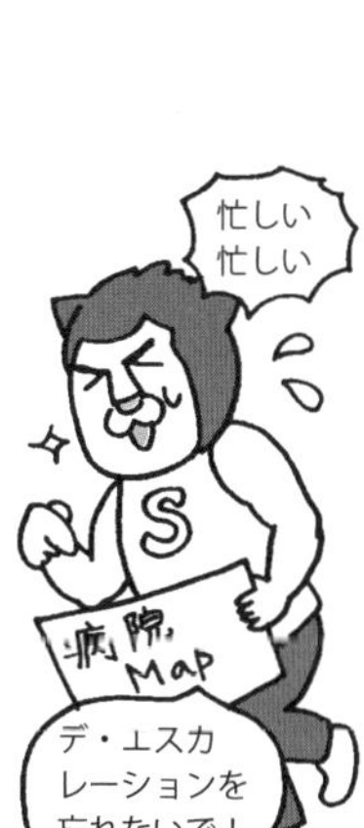

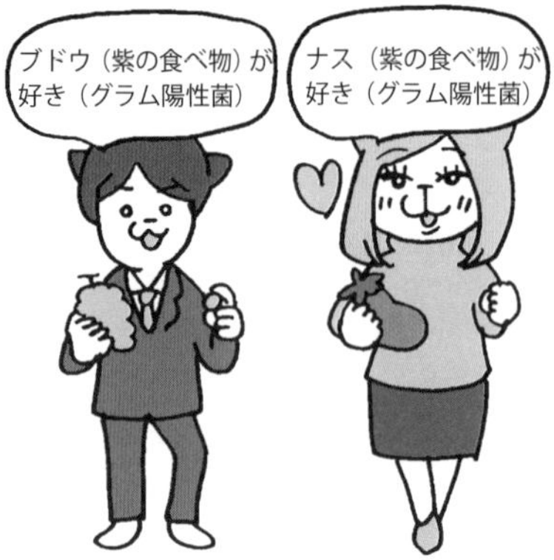
ブドウ（紫の食べ物）が
好き（グラム陽性菌）
ナス（紫の食べ物）が
好き（グラム陽性菌）

第3章 抗菌薬が語る「知っててほしい！ 特徴」と「皆に伝えたい！ 重要ポイント」

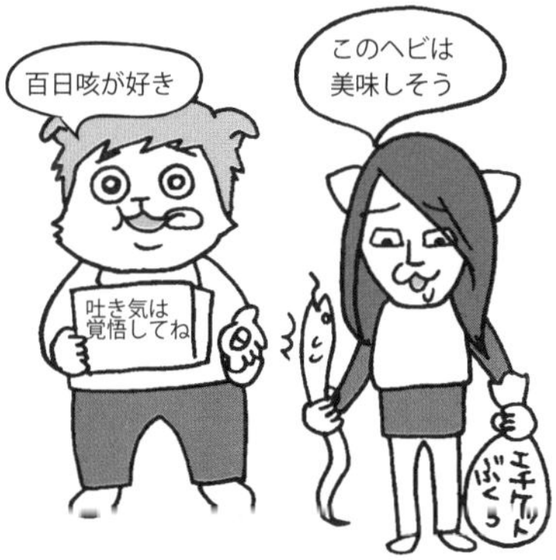

百日咳が好き
このヘビは
美味しそう
吐き気は
覚悟してね

第4章　これだけは覚えておこう！ねころんで読める用語解説

これだけは覚えておこう！
ねころんで読める 用語解説

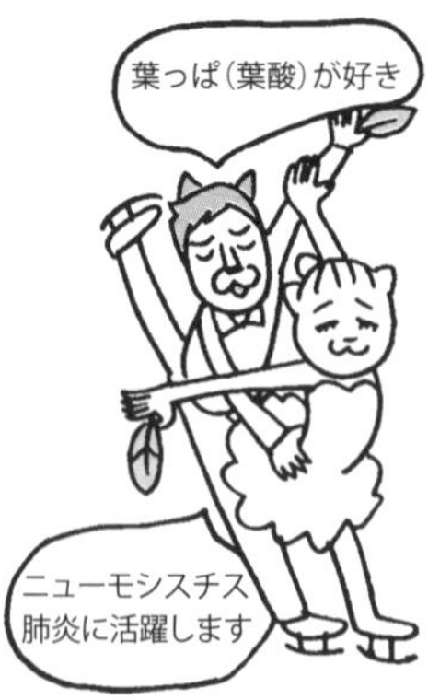

葉っぱ（葉酸）が好き
ニューモシスチス
肺炎に活躍します

第1章

感染症の神様への
インタビュー

抗菌薬適正使用について

常日ごろ、感染症や感染対策について、あれこれ考えている。もちろん、米国疾病管理予防センター（Centers for Disease Control and Prevention, CDC）や世界保健機関（World Health Organization, WHO）などのウェブサイトから最新情報を得ている。朝、目が覚めると、布団の中でスマートフォンからCDCにアクセスし、何か情報がないかを探し求めている。抗菌薬についても新しいガイドラインや指針が公開されれば、それらに目を通している。つまり、頭の中はいつも感染症一色となっている。そのような生活をしていれば、きっと、いつかは何かが起こると思っていたら、とうとう、その日が来た。

ある日曜日の昼ごろ、横になってタブレット端末で抗菌薬について調べていたら、うたた寝した。そのときに、別の世界に引き込まれてしまった。うたた寝した程度なので短時間であったと思われるが、別世界では長い時間だった。そこは、感染症の世界であり、初めて訪れた場所でもあった。向こうの方に、眩しく輝くような人影もしくは菌影が見えた。眩しくてまともに見ることはできなかったが、恐る恐る、声をかけてみた。「貴方は、誰ですか？」と…

そしたら、「私は感染症の神様じゃ！」との仰せであった。感染症の神様の存在を知って驚いたと同時に、この機会にいろいろ質問をしたいと思った。これから、「感染症の神様」と私（矢野）の対話の記録を公開したいと思う。このような信じられない事実を誰かに言いたかったが、きっと誰も信用しないだろうし、「作り話だろう！」と思われるので、これまで公開しなかった。しかし、本書を出版するにあたって、事実を詳細に述べることにした。いささかの作りごとはなく、真実のみを述べるので、その

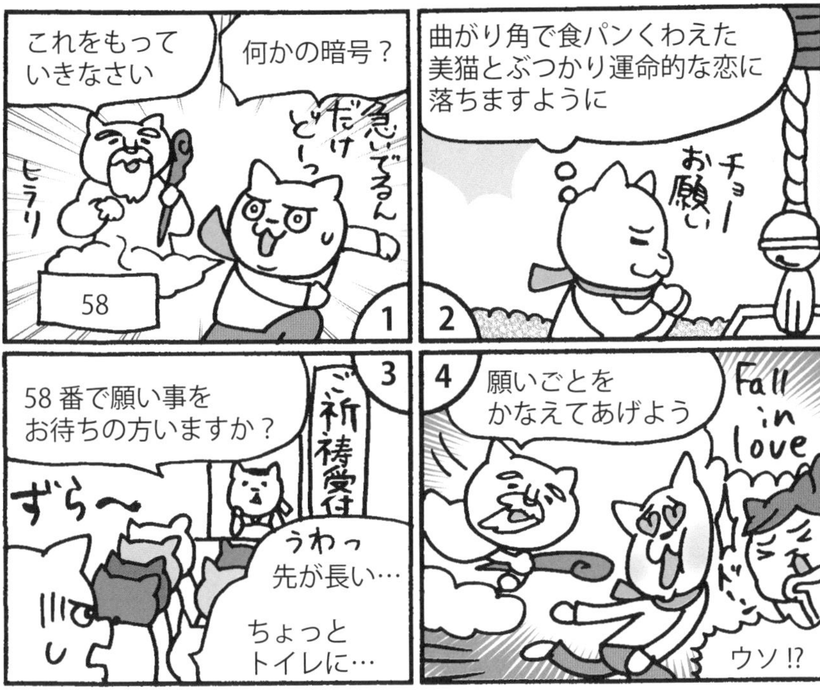
これをもって
いきなさい
何かの暗号？
急いでるんだけどーっ
ヒラリ
58
1
曲がり角で食パンくわえた
美猫とぶつかり運命的な恋に
落ちますように
チョーお願い
2
3
58 番で願い事を
お待ちの方いますか？
ご祈祷受付
ずら〜
うわっ
先が長い…
ちょっと
トイレに…
4
願いごとを
かなえてあげよう
Fall in love
ドーン
ウソ!?

つもりで読んでほしい。あなたも上のまんがのように、急に神様と出会うかもしれません。

感染症の神様へのインタビュー

感染症の神様。初めてお目にかかります。私は矢野邦夫と申します。1993 年ごろより、感染症の世界に加わり、感染対策や感染症治療などを学んできました。どれもが、手探りの状況でしたが、自分なりに学んできたと思います。本日は、常日ごろ、疑問に思ったことについて、「感染症の神様」にうかがいたいと思います。よろしいでしょうか？

よろしいとも、時間は永遠にある。何でも質問しなさい。私は神様だから。何でも知っとる。

神様はどうして、ばい菌なんかをお創りになったのでしょうか？ばい菌さえいなければ私たちは感染症に罹患することはなく、抗菌薬を開発する必要もなかったと思いますが…。

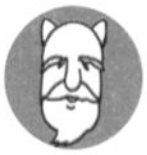
ばい菌から人間も恩恵を受けていることを忘れてはならん！ 腸内細菌によって人間が本来作り出すことができないビタミンを体内で作っているではないか？ そもそも、ビール、お酒、チーズ、納豆などの楽しみはすべてばい菌（ここでは麹菌などの真菌も含めて、「ばい菌」と呼んでいる）のおかげじゃ。それらがないような世界でもよいのか？ ばい菌と人間は「持ちつ持たれつ」であり、お互いに迷惑をかけなければそれでよい。しかし、最近は高齢者も増え、基礎疾患によって免疫が低下し、また、医学が発達して抗がん剤や免疫抑制剤などによって抵抗力が低下すると、通常は悪さをしない

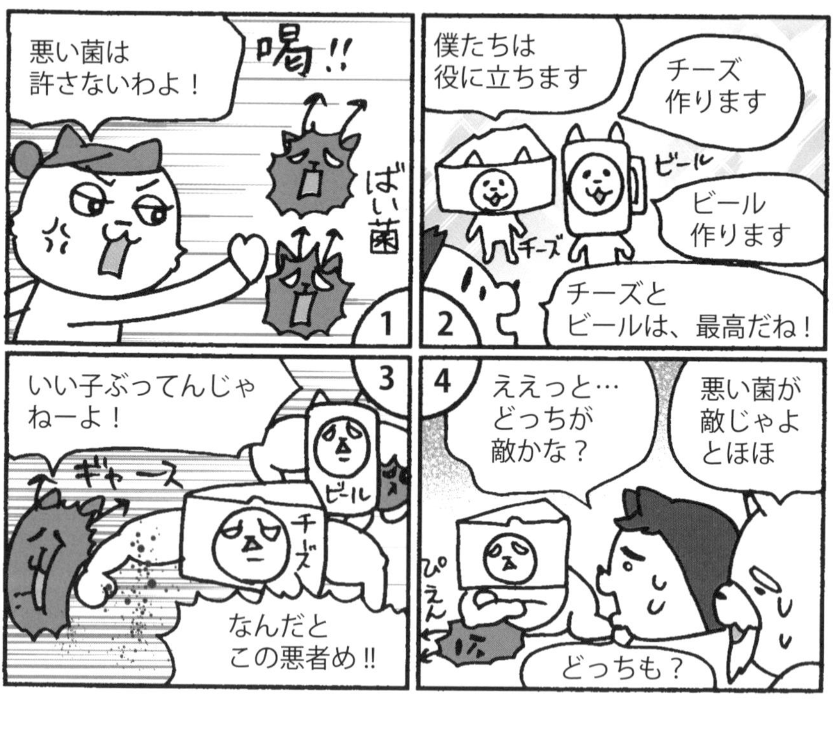
悪い菌は
許さないわよ！
喝!!
ばい菌
1
僕たちは
役に立ちます
チーズ
作ります
ビール
ビール
作ります
チーズ
チーズと
ビールは、最高だね！
2
3
いい子ぶってんじゃ
ねーよ！
ギャース
ビール
チーズ
なんだと
この悪者め!!
4
ええっと…
どっちが
敵かな？
悪い菌が
敵じゃよ
とほほ
ぴえん
どっちも？

ばい菌が感染症を引き起こすことがある。そのようなときには、彼らを一喝してやってもよい。ばい菌の目を覚まさせるために、短期に抗菌薬を投与することはやむをえまい。

「ビールやお酒を選ぶか」「感染症を選ぶか」ということですか？難しいところですね。感染症をコントロールできるならば、「お酒」を選びたいですね。神様から見て、「抗菌薬の適正使用」とはどのようなことなのでしょうか？

抗菌薬の適正使用について

抗菌薬は「人間に悪さをしているばい菌を一喝するために、短期で投与する」が大原則じゃ。抗菌薬の使用には「抗菌薬の適正使用」「抗菌薬の不適切使用」「抗菌薬の不必要使用」がある。抗菌薬の適正使用はもちろん、「①適切な対象患者」に「②適切な投与量」の「③適切な抗菌薬」を「④適切な投与方法」で「⑤適切な期間」に投与するというものだ。抗菌薬の不適切使用はこれらの５つの「適切な」のいずれかが欠如したものである。たとえば、「ウイルス感染症の患者への抗菌薬」「不十分な量の抗菌薬」といったものじゃ。そして、「抗菌薬の不必要使用」というのは、必要もないのに抗菌薬を投与するというものだ。たとえば、急性咽頭炎、急性鼻副鼻腔炎、急性気管支炎、無症候性細菌尿などに抗菌薬を投与する、というものじゃ。

そうなんですね。ここで一つひとつ教えていただきたいのですが、まず、「①適切な対象患者」とは具体的にどのような患者のことでしょうか？

①適切な対象患者

そうだな。たとえば、風邪やインフルエンザのようなウイルス感染症の患者は抗菌薬投与の「適切な対象患者」とはならない。口腔カンジダ症の患者も同様じゃ。このような患者に抗菌薬を投与するのは、焼き肉を食べに焼き肉屋に入った客に、店が饅頭を出すようなものじゃ。これは的外れといえよう。

しかし、熱があったり、喉が痛いということで抗菌薬を求めてくる患者がいるのは事実だ。医療側が「適切な対象患者」ではないと判断し、「貴方には抗菌薬は必要ありませんよ」と言っても納得しない患者もいる。医療従事者側のみならず、患者側への啓発も重要といえよう。

確かに、すぐに抗菌薬を欲しがる患者はいます。また、すぐに抗菌薬を処方する医師がいることも事実です。両者への啓発はとても大切ですね。それでは、「②適切な投与量」というのは、どんな感じでしょうか？

②適切な投与量

天空から下界をみていると、ときどき、抗菌薬適正使用支援チーム（Antimicrobial Stewardship Team，AST）が「この患者は緑膿菌による感染症なのでメロペネムが投与されている。これならば、問題ない」などと言っている。なぜ、メロペネムの投与量を気にせんのだ！ 適切な抗菌薬であっても、適切な投与量でなければ、効果は期待できないのだ。

緑膿菌感染症にメロペネムが投与されていれば、満足してしまうかも…

「メロペネム 0.5g を 1 日 2 回」と「メロペネム 1.0g を 1 日 3 回」ではまったく異なる。これは別の抗菌薬が投与されているに等しい。

もう少しわかりやすく教えてもらえますか？ 人間にたとえてもらえますか？

もし、来月から君の給料が３倍に跳ね上がると言われたら、どうするかね。恐らく、別人のごとく働くのではないだろうか？ 普段、院長に感謝しながら働くことはないだろうが、給料が３倍になれば院長に感謝しながら働くだろう。人格まで変わってしまうのだ。抗菌薬も同じじゃ。「１日 1g」と「１日 3g」はまったく異なる。メロペネムも３倍量になれば、別の抗菌薬のように機能するのだ。

確かに、給料が３倍になれば別人のように働くかもしれませんね。それでは、「③適切な抗菌薬」というのは緑膿菌感染症にセファゾリンを投与するといったものでしょうか？

③適切な抗菌薬

そうだ。セファゾリンは緑膿菌には効果が期待できない。そのような抗菌薬を緑膿菌感染症の患者に投与したとしても、感染症は改善しないじゃろう。そこで抗菌スペクトル（用語解説参照）を熟知する必要がある。また、抗菌スペクトルに問題がなくても、組織にまで到達できない抗菌薬を選択すべきではない。セファゾリンは中枢神経系には到達しないので、中枢神経系感染症であればセファゾリンは「③適切な抗菌薬」とはならない。

う〜〜ん。そうですね。抗菌スペクトルのみでなく、「抗菌薬が感染巣に到達できるか」までも考慮すべきなのですね。それでは、「④適切な投与方法」というのは？

④適切な投与方法

アミノグリコシド系抗菌薬やキノロン系抗菌薬は濃度依存性なので、１日量を１日１回投与する。β-ラクタム系抗菌薬（用語解説参照）は時間依存性なので１日の投与回数を増やすことが大切じゃ。

たとえば、メロペネム 3g を 1 日 1 回で投与するのではなく、1g ずつ 1 日 3 回で投与することが大切なのだ。

クロストリディオイデス・ディフィシル（*Clostridioides difficile*）感染症にバンコマイシンを投与するときには経口投与でなければならん。経静脈投与するのはまったくアウトじゃ。逆に、何らかの感染症の患者の病状が改善し、抗菌薬を経静脈投与から経口投与に切り替えることができるにもかかわらず、経静脈投与を継続するというのもよくない。

⑤適切な期間

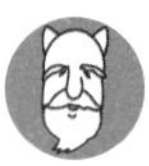

適切な期間は「相場」というものを考えると分かりやすい。たとえば、風呂に浸かっている時間の相場はどの程度だろうか？ 入浴時間の相場は十数分から数十分だろう。個人差があるから一概にはいえないが…

もし、子どもが風呂から 1～2 分で出てくれば、体をしっかり洗っていないということが明らかだから、親は「もっと、しっかり、お風呂に入りなさい！」などと叱るであろう。一方、酔っぱらった夫が風呂から 1 時間も 2 時間も出てこなければ、酔っぱらったまま溺れていないか心配になって様子をみに行くじゃろ。

それでは、プールで遊ぶ時間の相場はどの程度だろうか？ おそらく、数時間だろう。もし、子どもをプールに連れて行ったが、数分で戻ってきたら、「体調が悪いだろうか？」「いじめにあっていないだろうか？」などと心配になるであろう。

抗菌薬の投与期間にも相場があるのじゃ。急性単純性膀胱炎では 3 日程度であるが、感染性心内膜炎では 4～6 週間となる。もし、急性単純性膀胱炎であるにもかかわらず、抗菌薬を 4 週間も投与していれば、それはおかしい。また、感染性心内膜炎が明らかなのに、解熱したということで、5 日程度で抗菌薬を止めてしまうこと

[感染症]	[投与期間]
髄膜炎（髄膜炎菌）	7日
髄膜炎（インフルエンザ菌・肺炎球菌）	10～14日
髄膜炎（リステリア・腸内細菌科細菌・緑膿菌）	21日以上
市中肺炎	5～7日
市中肺炎（クラミジア）	14日
市中肺炎（レジオネラ属）	14日
院内肺炎（緑膿菌以外）	7日
院内肺炎（緑膿菌）	14日
膿胸（ドレナージあり）	1～2週間
膿胸（ドレナージなし）	4～6週間
感染性心内膜炎	4～6週間
菌血症（感染巣を除去した場合）	7～10日
骨髄炎	6週間
クロストリディオイデス・ディフィシル感染症	10日
腎盂腎炎（単純性・複雑性）	7～14日
膀胱炎（複雑性）	7～14日
膀胱炎（急性単純性）	3日
癤・癰・丹毒・蜂窩織炎	7日

図１　抗菌薬の投与期間の目安

も適切ではない（図 1）。

とてもよく分かりました。今、気づいたのですが、神様はたとえ話がお上手ですね。驚きました。

われわれ神の仲間はたとえ話は得意じゃよ。聖書には多くのたとえ話が記述されておるじゃろ。たとえ話は、聖書のなかでも重要な教訓を伝える方法の一つじゃ。「隠された真珠のたとえ話」（マタイによる福音書 13 章 45-46 節）、「善きサマリア人のたとえ話」（ルカによる福音書 10 章 25-37 節）、「失われた羊のたとえ話」（ルカによる福音書 15 章 3-7 節）など多くのたとえ話が記述されておる。

そうなんですね。神様がたとえ話が得意というのは初めて知りました。できれば、たとえ話を頻用して解説していただければうれしく思います。ところで、神様がお創りになったばい菌を殺滅したら、罰が当たるということはないと考えてよろしいですね。

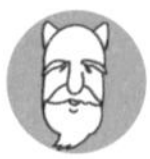

私はすべての種に生命を与えた。そして、すべての種が平和かつ健康な生活をしてほしいと思っておる。当然、人間も健康な生活を送ってほしい。ばい菌が繁殖して感染症を引き起こすことがあるが、このときは、やむを得ん。抗菌薬を使って、悪さをしているばい菌だけをたたいてくれて構わぬ。人に迷惑をかけるのが間違っているからじゃ。

抗菌薬によって、原因菌が殺滅されるのは構わんが、無実のばい菌も多数が殺滅されておる事実は忘れないでほしい。無実のばい菌は守ってやってほしい。抗菌薬を選択するときには、ぜひともピンポイントでお願いしたい。原因菌はともかくも、単に保菌状態の無実の保菌のばい菌にもダメージを与えるような抗菌薬は選択しないでほしい。彼らの悲鳴もぜひとも聞いてほしいのだ。

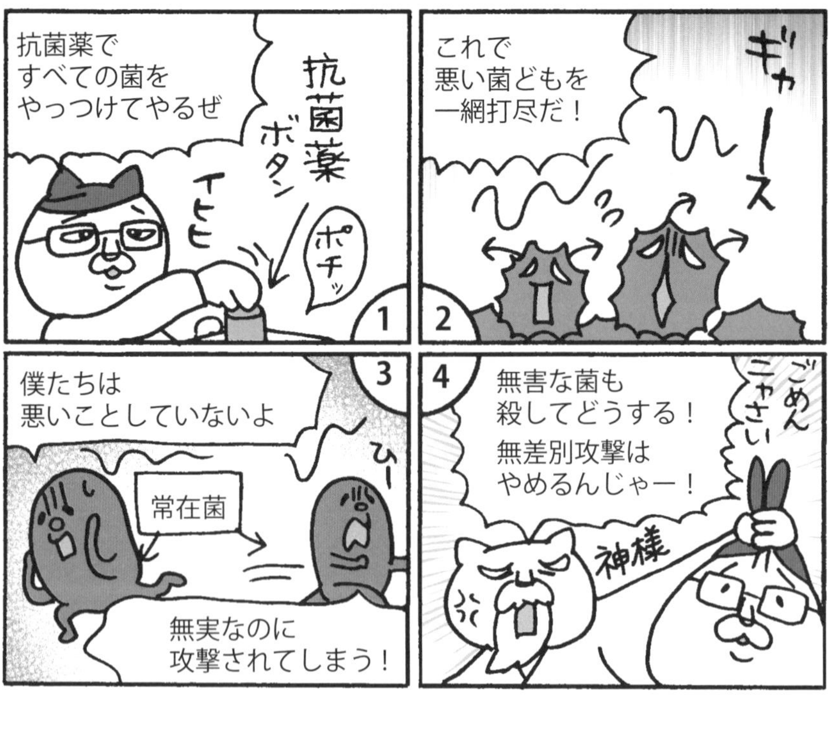
抗菌薬で
すべての菌を
やっつけてやるぜ
抗菌薬
ボタン
イヒヒ
ポチッ
1
2
これで
悪い菌どもを
一網打尽だ！
ギャース
ひー
3
僕たちは
悪いことしていないよ
常在菌
ひー
無実なのに
攻撃されてしまう！
4
無害な菌も
殺してどうする！
無差別攻撃は
やめるんじゃー！
ごめん
ニャさい
神様

よく分かりました。原因菌のみをターゲットとし、そのほかのばい菌はできるだけ殺滅しないようにしたいと思います。ただ、抗菌薬を投与しようと思っても耐性菌が問題となります。最近はESBL産生菌（用語解説参照）が勢力を伸ばしています。以前は腎盂腎炎などでは大腸菌やクレブシエラ属に対して、セフトリアキソンで十分だったのですが、そうはいかなくなっています。耐性菌などお創りにならなければよろしかったのにと思うのですが…

耐性菌は、寒い日にコートを着ることと同じ！

ばい菌が耐性化するのは、抗菌薬が存在する環境に耐えるためじゃ。それは種を生きながらえさせるためにはやむをえないことであろう。人間だって、気温が下がってくれば、コートを着たり、厚着したりするであろう。あれは、環境が人間の活動にとって不利な状況となったので、それを避けるためにすることじゃ！ コートを着用することによって、寒い環境でも日常生活ができるということは、人間が寒冷に耐性になったということであろう。自分は耐性になるけれど、ばい菌には耐性化してほしくないというのだな。それならば、氷点下の街を薄着で歩いてみればよい。耐性化するばい菌の気持ちがよく分かることだろう。寒くなければ人間はコートは着ない。それと同じように抗菌薬がなければ、ばい菌は耐性化しないのだ。

耐性化というのは抗菌薬が存在する環境で、ばい菌が生き残るための手段なんですね。よく分かりました。これに関連することなのですが、広域抗菌薬を長期間投与していると、ばい菌たちは耐性化します。それを避けるために、私たちは「デ・エスカレーション」という方法を使用して、広域抗菌薬の投与期間を短くする努力をしています。重症感染症の患者に対しては、治療開始当初はどのようなばい菌が原因菌か分からないので、原因菌である可能性のあるすべてのばい菌を対象とした抗菌薬を投与しておいて、原因菌が判明

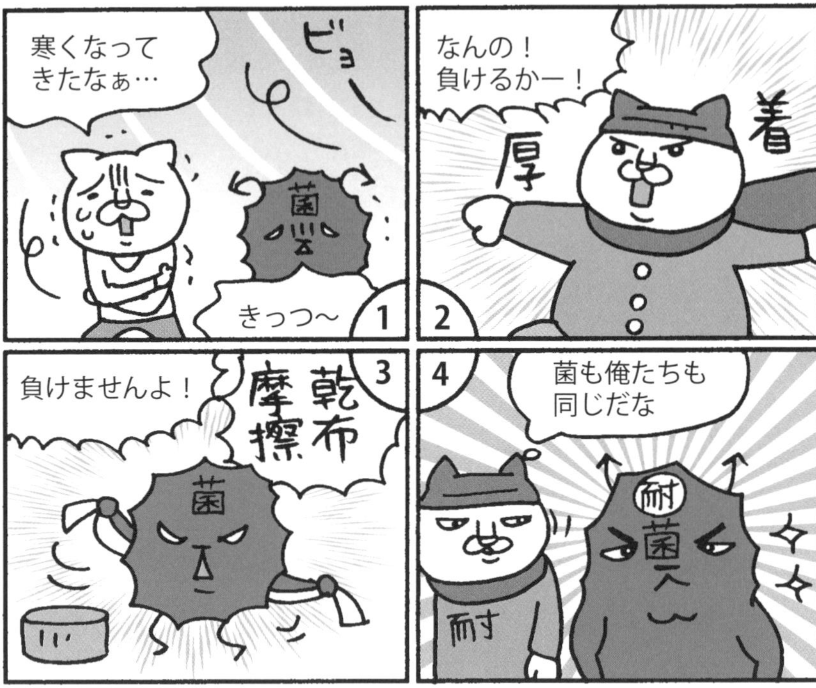
寒くなって
きたなぁ…
ビョ
菌
きっつ〜
なんの！
負けるかー！
厚着
負けませんよ！
乾布摩擦
菌
菌も俺たちも
同じだな
耐
菌
耐

したら、それにターゲットを絞った狭域抗菌薬に変更するという手段です。これについて、神様はどうお考えでしょうか？

デ・エスカレーションは、人間の用心深さを生かしている!

確かに、血圧が低下し、敗血症ショックのような患者に対して、原因菌に有効でない抗菌薬を開始してしまえば、その患者の生命は危うくなる。だから、重症感染症を疑う患者に対して、当初は想定されるすべてのばい菌に有効な広域抗菌薬を投与し、原因菌が判明すれば、狭域抗菌薬に切り替えるという「デ・エスカレーション」はよい考えじゃ。状況がよく分からないときには慎重になるというのは人間に本来備わった用心深さじゃ。

昔、テレビのバラエティー番組で「箱の中身はなんだろな!?」

とスタジオの正面に箱を置き、ゲストの芸能人が箱の横から手を入れて、箱の中身を当てさせるというゲームがあった。人気番組でわしもよく見とった。昔の番組なので、最近の若い者は知らんかもしれんが…

箱の中に玩具のトカゲやぬいぐるみなどが置いてあるが、芸能人は箱の中に何が入っているかを知らない。芸能人が箱の横から手を差し入れ、恐る恐る触っておった。しかし、客席からは箱の中身がよく見えるので、箱の中にあるのがぬいぐるみであるにもかかわらず、ゲストがとても怖がっているのを楽しんでいたのじゃ。そして、ぬいぐるみだと判明したときには安堵しておったが、それまではアドレナリンが全開の様相じゃった。

そのように、原因菌が判明するまでは慎重な対応として、広域抗

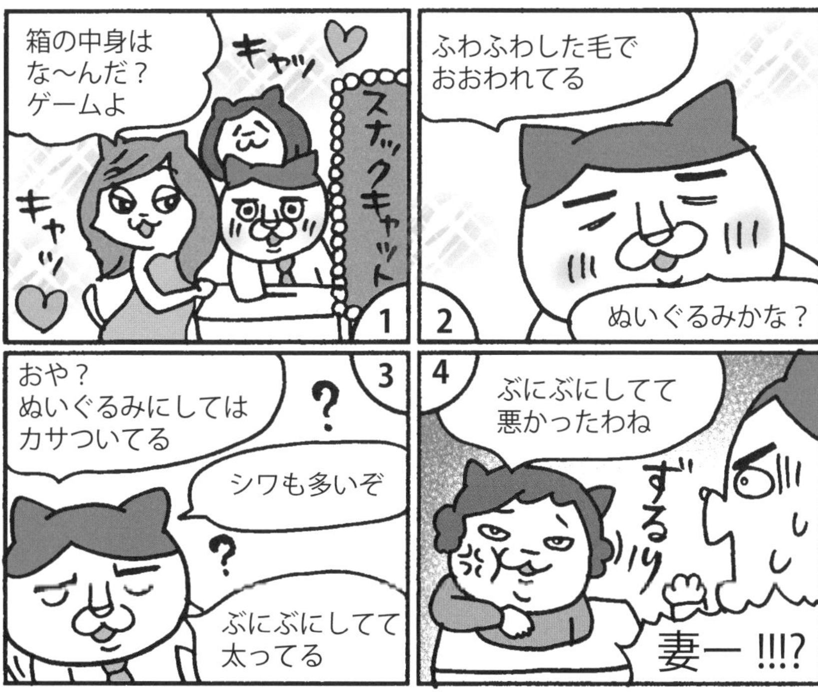
箱の中身は
な～んだ？
ゲームよ
キャッ
キャッ
スナックキャット
1
2
ふわふわした毛で
おおわれてる
ぬいぐるみかな？
3
おや？
ぬいぐるみにしては
カサついてる
シワも多いぞ
ぶにぶにしてて
太ってる
4
ぶにぶにしてて
悪かったわね
ずるり
妻ー!!!?

菌薬をガンガンに投与するのは適切である。そして、原因菌が判明したら、狭域抗菌薬に切り替えるというのはとてもよい方法じゃ。もちろん、原因菌を判明させるための血液培養などの実施は不可欠となる。

神様が「デ・エスカレーション」をそこまで褒めているのには驚きました。この場合、血液培養が陽性となれば、それが原因菌であると判断していいのですね。

血液培養は必ず2セット必要！

人間が神を信じることは大切なことじゃ。しかし、血液培養の結果を全面的に信じることは適切ではない。血液培養で検出されるばい菌によって、血液培養の信頼度が変わるからじゃ。たとえば、大腸菌や連鎖球菌が血液培養で陽性となれば、真の陽性と考えてよい。しかし、コアグラーゼ陰性ブドウ球菌やバチルス属などが検出されたときには、偽陽性の可能性が高くなる。採血時のコンタミネーション（汚染）の可能性が高いからな（図2）。血液培養結果のみではなく、状況を考えて判断することが大切じゃ。

そんなことを言われても…もう少し、具体的にお願いします。少し難しいですね

中心静脈カテーテルが挿入されている患者で血液培養からコアグラーゼ陰性ブドウ球菌が検出されれば、カテーテル由来血流感染の可能性が出てくるので、真の陽性かもしれぬ。末梢静脈栄養法でアミノ酸製剤が投与されている患者でバチルス属が検出されれば、これも真の陽性かもしれぬ。末梢静脈栄養法でのアミノ酸製剤ではバチルス属が増殖しやすいからじゃ。ときどき、輸液ルートが白く混濁していることがあるじゃろ。

一方、普段は元気な人が市中肺炎で入院してきて、入院当日の血液培養でバチルス属が検出された場合には偽陽性であろう。採血時

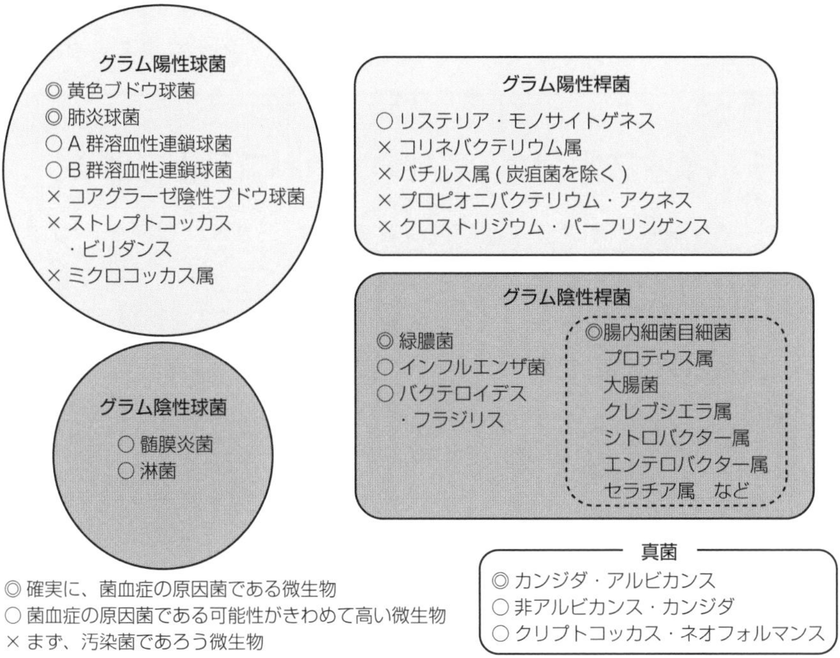

グラム陽性球菌
◎ 黄色ブドウ球菌
◎ 肺炎球菌
○ A 群溶血性連鎖球菌
○ B 群溶血性連鎖球菌
× コアグラーゼ陰性ブドウ球菌
× ストレプトコッカス・ビリダンス
× ミクロコッカス属
グラム陽性桿菌
○ リステリア・モノサイトゲネス
× コリネバクテリウム属
× バチルス属（炭疽菌を除く）
× プロピオニバクテリウム・アクネス
× クロストリジウム・パーフリンゲンス
グラム陰性球菌
○ 髄膜炎菌
○ 淋菌
グラム陰性桿菌
◎ 緑膿菌
○ インフルエンザ菌
○ バクテロイデス・フラジリス
◎腸内細菌目細菌
プロテウス属
大腸菌
クレブシエラ属
シトロバクター属
エンテロバクター属
セラチア属　など
真菌
◎ カンジダ・アルビカンス
○ 非アルビカンス・カンジダ
○ クリプトコッカス・ネオフォルマンス
◎ 確実に、菌血症の原因菌である微生物
○ 菌血症の原因菌である可能性がきわめて高い微生物
× まず、汚染菌であろう微生物

図２　血液培養の結果の信頼度

の汚染菌と考えてよい。

そうなのですね。「血液培養の結果といっても、検出されるばい菌によって結果の信頼度は異なる」「コアグラーゼ陰性ブドウ球菌やバチルス属などが検出されたときには、通常は汚染菌だけれども、状況によっては原因菌である可能性がある」ということですね。そのためには、患者背景を確認する必要があるんだ。

それに加えて、血液培養の２セット採取というのも重要じゃ。好気ボトルと嫌気ボトルで１セットを異なる血管から、合計２セット採取するというものじゃ。コアグラーゼ陰性ブドウ球菌やバチルス属などの汚染菌になりやすいばい菌が真の陽性か偽陽性かの判断をするときには２セット採血がとても参考になる。２セットの４

本中４本で陽性となれば、それは真の陽性の可能性が高くなる。

よく、分かりました。ところで、神様は「アンチバイオグラム」について、どんな感想をもたれていますでしょうか？

アンチバイオグラムは、病院のガラパゴス化を測る！

アンチバイオグラムは病院がどの程度、「ガラパゴス化」しているのかを教えてくれる貴重な情報じゃ。「ガラケー」という言葉を聞いたことがあろう。これは日本独自の市場で独自の進化を遂げ、特殊な多機能化が進んだ「ガラパゴス化した携帯電話」という意味じゃ。

「ガラパゴス化」はエクアドルのガラパゴス諸島にちなんだ用語である。ガラパゴス諸島ではガラパゴスゾウガメやガラパゴスリク

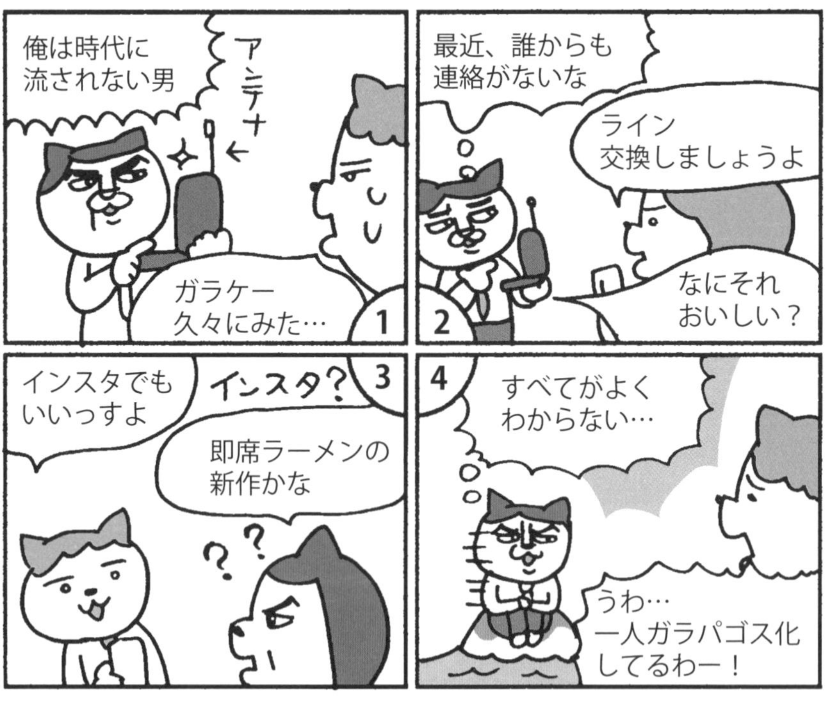

俺は時代に流されない男
アンテナ
ガラケー久々にみた…
1
最近、誰からも連絡がないな
ライン交換しましょうよ
なにそれおいしい？
2
インスタでもいいっすよ
インスタ？
3
即席ラーメンの新作かな
4
すべてがよくわからない…
うわ…一人ガラパゴス化してるわー！

イグアナなど、独自の進化を遂げた動物が多数すんでいる。ガラパゴス諸島は大陸と陸続きになったことがないので、そこにすんでいる動物は大陸とは異なる進化をしたのじゃ。

これに似た状況に病院の抗菌薬の感受性がある。細菌の薬剤耐性の状況は病院によって異なっている。Aという抗菌薬が多く使用されている病院では、Aに対する感受性の低下した細菌が蔓延し、Bという抗菌薬が頻用されている病院では、Bに耐性の細菌がよくみられる。多くの病院が独特の抗菌薬の使用状況となっているので、耐性菌の分布も独特な状況となっているのじゃ。これはガラパゴス化しているといってもよい。アンチバイオグラムはその病院での抗菌薬の耐性度を明らかにしてくれるので、どのようにガラパゴス化しているかが一目瞭然となる。

抗菌薬Aに対する感受性の低下した細菌が蔓延している病院に、他の病院から移動してきた医師がこれまで勤務していた病院で抗菌薬Aが有効であったので、それをエンピリック（経験的）に使用すれば、効果はあまり期待できないことになる。病院を移動したら、移動先病院がどのようにガラパゴス化しているかを確認する必要があり、そのためにはアンチバイオグラムを確認する必要があるのじゃ。

病院のガラパゴス化はどんどん変化していく。2年前には有効であった抗菌薬が、今ではもう期待できないという状況になっているかもしれん。それにもかかわらず、同じ抗菌薬を使用し続けるのはよくない。自分の病院のガラパゴス化を定期的に確認することも大切なのじゃ。

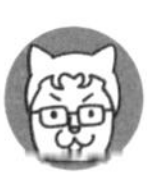

そうなんですね。アンチバイオグラムは病院のガラパゴス化のレベルを教えてくれるのですね。興味深いお話でした。

ねころんで読める代表的な感染症のポイント

発熱性好中球減少症は田舎のあぜ道！

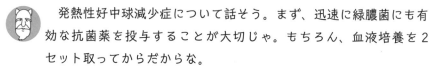

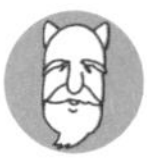

発熱性好中球減少症について話そう。まず、迅速に緑膿菌にも有効な抗菌薬を投与することが大切じゃ。もちろん、血液培養を2セット取ってからだからな。

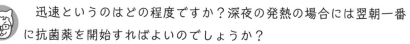

迅速というのはどの程度ですか？深夜の発熱の場合には翌朝一番に抗菌薬を開始すればよいのでしょうか？

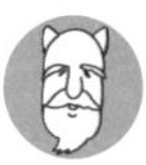

そうではない！！ 君は発熱性好中球減少症に対するイメージを新たにする必要がある。ここでたとえ話をするので、発熱性好中球減少症に対するイメージを作り上げてもらおうか。

テレビや映画などをみていると、のどかな日本の農村の風景が映し出されていることがある。そのときに、田んぼやあぜ道を見かけることがある。昔は、日本のいたるところが農村じゃったから、子どもたちは通学のときには、あぜ道を走ったりしていた。

あぜ道は幅が30cmほどだが、子どもが走るには十分な幅じゃ。しかし、田んぼに水が張られると、あぜ道から外れた場合には足が濡れるので少しゆっくりと走ることになる。万が一、あぜ道から脱落しても、靴や靴下は汚れる程度であり、あまり大きな問題にはならない。子どもというものは泥んこになって遊ぶもんじゃ。

しかし、幅が30cmほどのあぜ道が「両側の切り立った崖となっている尾根道」であったならばどうだろう。絶対に走ることはできないだろう。脱落すれば命がないからじゃ。細い道を走るという行為は同じであっても、周囲の環境が異なれば、脱落したときの結末

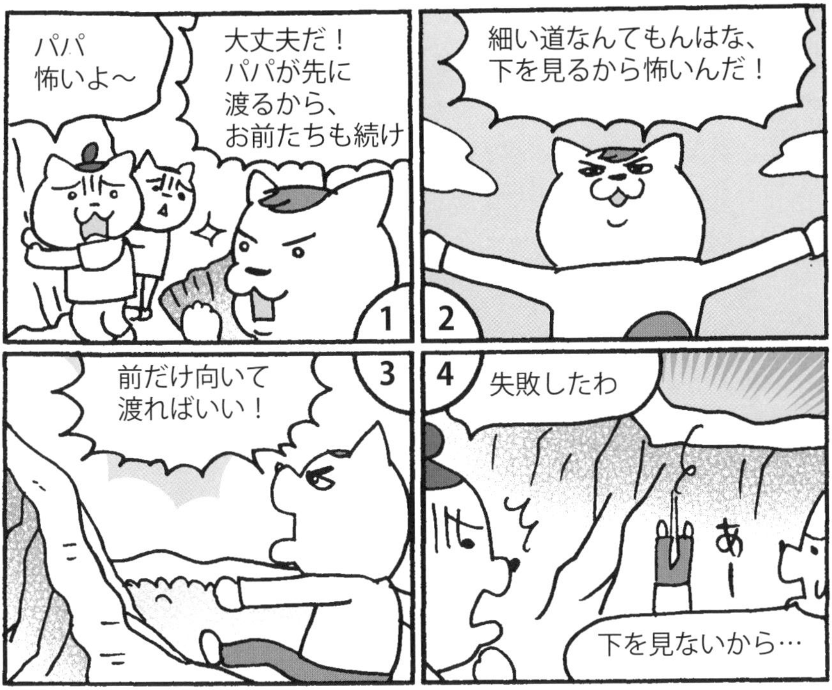
パパ
怖いよ～
大丈夫だ！
パパが先に
渡るから、
お前たちも続け
1
2
細い道なんてもんはな、
下を見るから怖いんだ！
3
前だけ向いて
渡ればいい！
4
失敗したわ
あー
下を見ないから…

に大きな違いが出る。これは「日常的に健康な人が発熱したとき」と「好中球が減少している人が発熱したとき」の違いに似ているのじゃ。

誰でも発熱を経験することはあろう。風邪を引いたとかインフルエンザに罹患したときには発熱する。そのような場合には基本的には様子をみることになる。日常的に健康な人が発熱しても、生命が危うくなるような状況にはならないからだ。しかし、好中球が減少している人の発熱はとても危険じゃ。そのまま敗血症性ショックになり、重篤な状況になりうるからだ。発熱したとしても、好中球が減少している患者と減少していない患者では、緊急性がまったく異なるのじゃ。

そうなんですね。どうして好中球が減少している人の発熱はとても危険なのでしょうか？

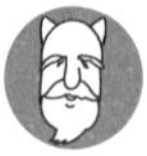

人間の腸管にはさまざまな病原体が生息している。特に、大腸には莫大な数の病原体がすんでいる。好中球が減少すれば、その数は一気に増加することになる。しかも、好中球が減少した理由が抗がん剤によるものであれば、腸管の粘膜にもダメージが与えられ、潰瘍などが多発していることであろう。それは、穴開きジーンズのようなものじゃ。破損のないジーンズであれば、寒い日に着用しても、寒さをある程度防ぐことはできる。しかし、穴開きジーンズであれば、冷たい空気が穴から吹き込んでくる。

好中球減少の患者では、莫大な数の病原体をもった大腸の粘膜に数多くのびらんや潰瘍があり、そこから24時間ぶっ通しで病原体が血流に入り込んでいる状況といえる。大腸菌やクレブシエラ属などの腸内細菌目細菌（用語解説参照）のみならず、緑膿菌なども入り込んでくる。そのため、発熱性好中球減少症の患者には感染源は腸管であるという前提で、グラム陰性桿菌にターゲットを合わせた抗菌薬が必要となる。特に、緑膿菌には必ず有効な抗菌薬を選択する必要があるのじゃ。

とてもよく分かりました。好中球減少の患者が発熱したら、断崖絶壁から脱落しかかっている状況ということですね。これからは、迅速に緑膿菌に有効な抗菌薬を投与することにします。

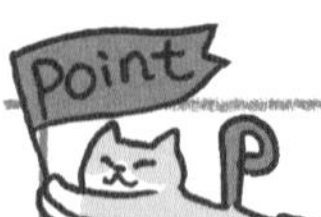

発熱性好中球減少症は危機的な状況なので、迅速に抗菌薬を開始する。このとき、緑膿菌にも有効な抗菌薬を必ず選択する。

細菌性髄膜炎は出世魚！

今度は髄膜炎について教えてください。髄膜炎にはウイルス性、細菌性、真菌性、結核性がありますが、最も多く遭遇するのはウイルス性です。次に細菌性になるかと思います。ここで、細菌性髄膜炎の特徴や治療について、ご教授願えますでしょうか？

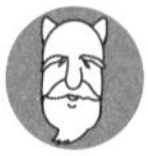

細菌性髄膜炎と聞けば、「出世魚」を思い出してほしいのだ。稚魚から成魚までの成長の過程において、成長するにしたがって異なる名前で呼ばれる魚のことを「出世魚」という。たとえば、ブリは成長に伴って関東地域では「ワカシ → イナダ → ワラサ → ブリ」、関西地域では「ツバス → ハマチ → メジロ → ブリ」などと呼ばれている。このように成長とともに名前が変わっていくのに似ているのが、細菌性髄膜炎じゃ。

出世魚では同一の魚が成長するにしたがって異なる名前で呼ばれる。細菌性髄膜炎では患者の年齢が増すにしたがって、原因菌が異なってくる（表1）。具体的にいうと、生後3ヵ月未満の細菌性髄膜炎の原因菌はB群溶血性連鎖球菌と大腸菌が多い。出生時の垂直感染が大きく関連しているからじゃ。また、生後1ヵ月未満は免疫的に脆弱であることから、まれにリステリア菌が原因菌になることがある。生後1ヵ月以降は肺炎球菌が原因菌として加わってくる

表1　細菌性髄膜炎の原因菌

年齢	原因菌
～生後1ヵ月	B群溶血性連鎖球菌、大腸菌、リステリア菌
生後1～3ヵ月	B群溶血性連鎖球菌、大腸菌、肺炎球菌、インフルエンザ菌
幼児（生後4ヵ月以上）	肺炎球菌、インフルエンザ菌
成人50歳未満	肺炎球菌、髄膜炎菌
成人50歳以上	肺炎球菌、グラム陰性桿菌、リステリア菌

が、幼児ではインフルエンザ菌も気になるところである。しかし、最近は幼児へのヒブ（Hib）ワクチン（ヘモフィルスインフルエンザ菌ｂ型ワクチン）の接種によってインフルエンザ菌による髄膜炎は激減した。髄膜炎菌については、日本での頻度は少ないのであまり問題になることはないが、油断はできない。50 歳以上になると、リステリア菌やグラム陰性桿菌が細菌性髄膜炎の原因となる頻度が高くなってくる。このように年齢とともに原因菌は異なるので、エンピリック治療（原因菌が確定する前に抗菌薬を用いた治療を開始すること）で選択すべき抗菌薬も異なってくる。

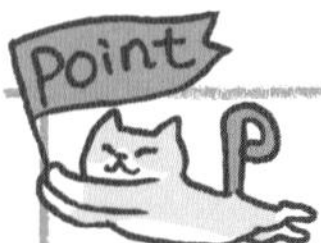

細菌性髄膜炎の原因菌は患者の年齢によって異なる。

細菌性髄膜炎のたとえ話に出世魚を使うなんて、人間にはとても思いつかないことでした。脱帽いたします。そうなると、エンピリック治療では、患者の年齢から推定される細菌をターゲットにして、抗菌スペクトルを参考にしながら、抗菌薬を選択すればよいのですね。

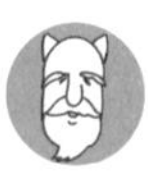

その通りじゃ。それに加えて、細菌性髄膜炎で抗菌薬を選択するときは「隔靴掻痒（かっか・そうよう）」という四字熟語を念頭に置くとよい。「靴の上から足の痒いところを掻く」という意味であり、そのいわんとしていることは、「核心になかなか触れず、もどかしい」といったことじゃ。水虫などで足の指がとても痒くなったとき、痒いところを直接掻きたくなろう。靴の上から掻いても痒みには対処できない。直接、手を届かせれば、痒みに対処できる。

細菌性髄膜炎の治療では、炎症部分に抗菌薬が直接到達しなければ、効果が得られん。セフェム系抗菌薬の第 1 世代（セファゾリン）

や第２世代（セフメタゾールやセフォチアムなど）は髄液に到達しない。そのため、細菌性髄膜炎には使用できないんじゃ。血液脳関門を通過して髄液に到達するのはセフトリアキソンやセフタジジムなどの第３世代以降となる。第４世代（セフェピムなど）やカルバペネム系抗菌薬も髄液に到達できる。そのような抗菌薬を選択するのじゃ。

Point

細菌性髄膜炎の患者に投与する抗菌薬は血液脳関門を通過するものを選択する。

急性咽頭炎、急性鼻副鼻腔炎、急性気管支炎への抗菌薬の処方は、ムダな買い物

今度は急性咽頭炎、急性鼻副鼻腔炎、急性気管支炎のときの抗菌薬について教えていただけますか？

急性咽頭炎、急性鼻副鼻腔炎、急性気管支炎は基本的に抗菌薬が必要ない感染症じゃ。それにもかかわらず、抗菌薬が処方されているのが現状だ。これらは抗菌薬を処方したくなる気持ちを抑えなければならない感染症ともいえる。

ウインドーショッピングのつもりで店内に入ったことはあるかな？ ウインドーショッピングというのは、ショーウインドーなどに陳列されている品物を見て歩いて買い物気分を楽しむことじゃ。すなわち、買い物をしないで見て歩くことといえる。しかし、誘惑に駆られて「衝動買い」してしまうこともあろう。店員は、客が何も商品を買わなければ生活できないので、何とかして誘惑するように勘考しておる。それに対して「買わない」という努力がとても大切なのじゃ。衝動買いをしてしまうと、お金を払っているころから、

少しずつ後悔しはじめ、お店を出るころになると、「しまった」と感じることであろう。そして、家に帰ったころには衝動買いをしたことを後悔する。頻繁に衝動買いをすれば、その副作用として、貯金残高が大きく落ち込む。

急性咽頭炎、急性鼻副鼻腔炎、急性気管支炎では患者に強い症状があり、しかも、患者は抗菌薬を処方してほしいと誘惑してくる。これらはウイルス性であることがほとんどであることから、抗菌薬は必要ない。細菌が原因となっているとしても、抗菌薬を処方しなくても、自然治癒することがほとんどじゃ。そのため、抗菌薬を処方したいという衝動と戦わなければならない。処方してしまえば何となく安心感はあるかもしれんが、抗菌薬の副作用や耐性菌の問題が後になって出てくる。ごくまれに抗菌薬が必要なことがあるが、

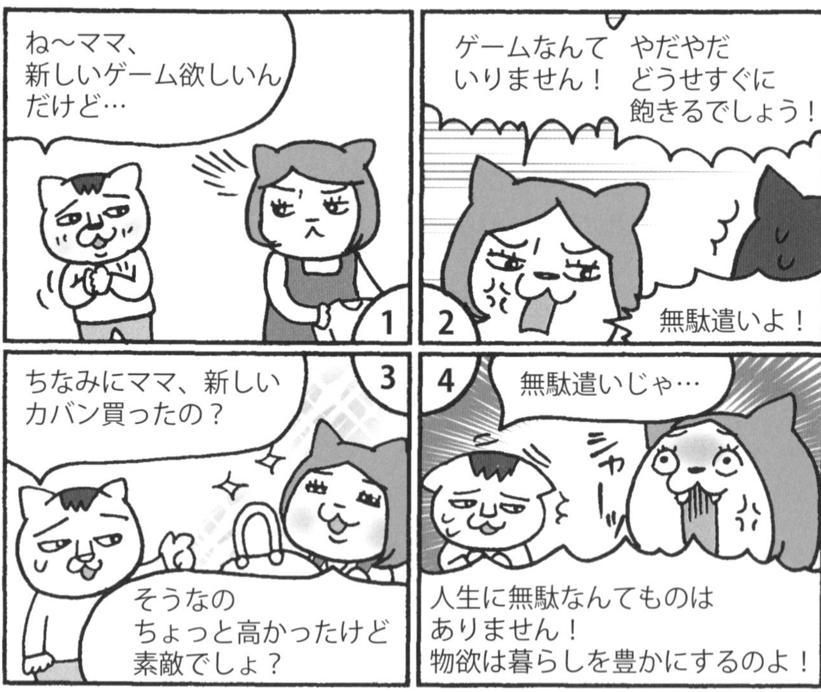
ね～ママ、
新しいゲーム欲しいん
だけど…
1
2
ゲームなんて
いりません！
やだやだ
どうせすぐに
飽きるでしょう！
無駄遣いよ！
3
ちなみにママ、新しい
カバン買ったの？
そうなの
ちょっと高かったけど
素敵でしょ？
4
無駄遣いじゃ…
シャーッ
人生に無駄なんてものは
ありません！
物欲は暮らしを豊かにするのよ！

そのような状況をうまく嗅ぎ分ける技術が必要じゃ。

Point

急性咽頭炎、急性鼻副鼻腔炎、急性気管支炎では基本的には抗菌薬は必要ない。

とてもよく分かりました。今、神様が「ごくまれに抗菌薬が必要なことがある」と言われましたが、そのところが少し気になります。どういうことでしょうか？

急性咽頭炎については、咽頭炎の症状や扁桃咽頭炎があり、かつ、A群溶血性連鎖球菌の迅速抗原検査や培養が陽性であれば抗菌薬を使用してもよい。この場合はペニシリン系抗菌薬の内服じゃ。しかし、A群溶血性連鎖球菌が確認されていない患者や慢性保菌者には抗菌薬を投与してはならん。

急性鼻副鼻腔炎については、ほとんどがウイルスによるものだが、約1%の患者で細菌が原因のことがある。それでも、自然に治ってしまうので、通常は抗菌薬は不要じゃ。しかし、「39℃以上、膿性鼻汁、顔面痛など厳しい症状が3～4日以上ある」「臨床症状（鼻汁や咳嗽など）が10日以上も改善しない」「感冒症状が改善傾向だったが、その後、症状（発熱、咳嗽、鼻汁）が悪化もしくは新規にみられる」などがあれば抗菌薬が必要となってくる。この場合もペニシリン系抗菌薬の内服がよいじゃろう。

急性気管支炎も原因はウイルスなので抗菌薬を処方しない。急性気管支炎の約半数で膿性喀痰を喀出することがあるが、これは気管・気管支から細胞が抜け落ち、それに炎症細胞が加わったものじゃから、膿性喀痰がみられても細菌感染症と思ってはならぬ。しかし、百日咳が疑われた場合にはマクロライド系抗菌薬を投与することはある。

とても、よく分かりました。急性咽頭炎、急性鼻副鼻腔炎、急性気管支炎の診療をするときには、誘惑に負けないようにします。

感染性心内膜炎は恋のキューピッド

わしの親戚にヴィーナスというものがおってな。その息子に「恋のキューピッド」という少年がおる。翼のある少年なので、みれば分かるじゃろう。「恋のキューピッド」は、人間の若者層に絶大な人気があるそうじゃ。なんといっても、「恋のキューピッド」の金の矢を心臓に受けた者は恋心を起こすからな。

金の矢を心臓に受けても、特に大きな変化がなければ、急いで対応する必要はない。しかし、あまりにも恋心が激しくなり、夜も寝られないとか何も食べられないなどの重篤な症状がみられれば、何

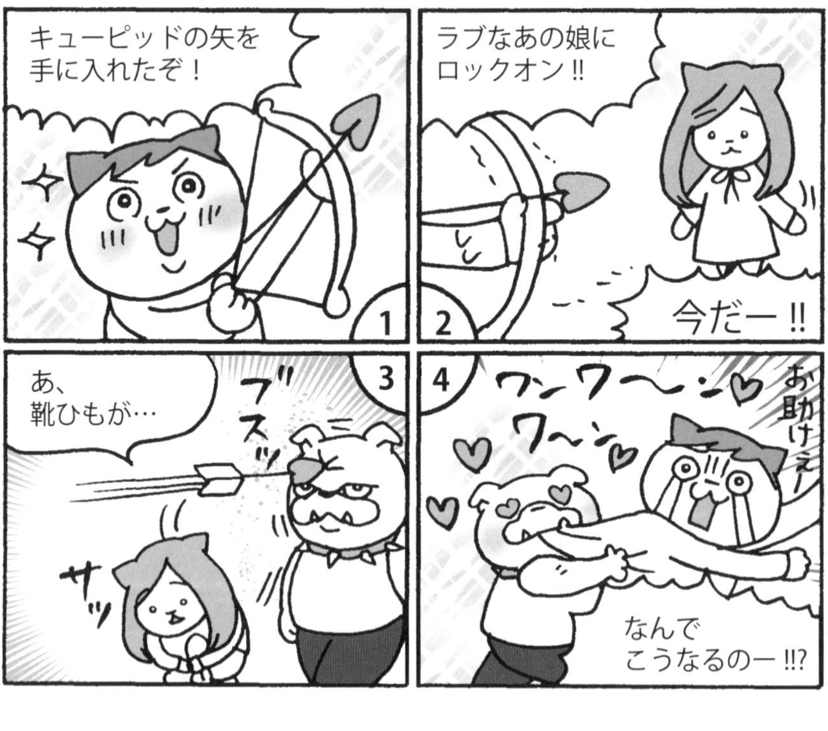
キューピッドの矢を
手に入れたぞ！
1
ラブなあの娘に
ロックオン!!
今だー!!
2
3
あ、
靴ひもが…
ブスッ
サッ
4
ワンワ～ン
ワ～ン
お助けぇ～
なんで
こうなるのー!!?

かの処置が必要となろう。

実は、感染性心内膜炎もこれに似ているのじゃ。原因菌のほとんどがブドウ球菌、連鎖球菌、腸球菌であることから、これらの3菌種のどれかが塗られている矢が心臓に突き刺さったようなものじゃからな。そして、急性症状がなければ、抗菌薬を急いで投与する必要はなく、血液培養にて原因菌を特定してからの治療が適切であろう。しかし、血行動態が不安定であるとか、重症化のリスク因子をもっているなどの状況では、急いでエンピリック治療を開始する必要がある。当然、そのターゲットはブドウ球菌、連鎖球菌、腸球菌となる。

Point

感染性心内膜炎の原因菌はブドウ球菌、連鎖球菌、腸球菌が多い。

市中肺炎の病原体は3つ

肺炎には「市中肺炎」と「院内肺炎／医療介護関連肺炎（用語解説参照）」がありますが、まず、市中肺炎からお願いします。市中肺炎は、患者の体内ではなく外部からやってきた病原体に感染して引き起こされた肺炎と思いますが…

その通りじゃ。市中肺炎で問題となっている主な病原体は3つあり、原因菌が判明するまではそれらを対象にしてエンピリック治療することになる。

病原体が3つというと覚えやすいですね。「3」というのは親近感がある数字です。

そうじゃ。日本人は「3」という数字について重要な意味を感じているからじゃ。たとえば、日本の神話に登場する三種の神器じゃ。

まず、ここに「3」が出てくる。神社や仏壇において、三度拝む「三拝」という行為があろう。三位一体というキリスト教の概念が日本にも伝わっている。また、武士道においても「仁」「義」「礼」の三徳がある。さらに、日本の伝統芸能である「三味線」や「三曲」などによって、3という数字が芸術や音楽の世界でも取り入れられておる。それらの影響もあって、「物事を3つ覚える」というのは容易なのじゃ。

そこで、市中肺炎を引き起こす菌として3種類を記憶してほしい。それが、肺炎球菌（*Streptococcus pneumoniae*）とインフルエンザ菌（*Haemophilus influenzae*）と非定型菌（用語解説参照）なのじゃ。市中肺炎の原因菌が判明するまでは、これらの病原体を考慮しながら、抗菌薬を選択すればよい。

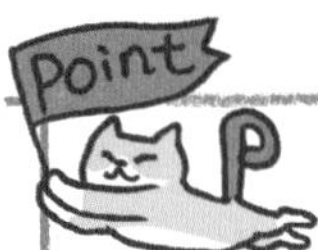

市中肺炎では肺炎球菌、インフルエンザ菌、非定型菌を考慮しながら、抗菌薬を選択する。

院内肺炎／医療介護関連肺炎は「朱に交われば赤くなる」

今度は院内肺炎 / 医療介護関連肺炎についてお願いします。耐性菌が原因菌のことが多い肺炎というイメージですが…

その通りじゃ。これについてもたとえ話が必要かもしれん。人間は周囲の影響を強く受ける生き物じゃ。人間を設計して作ったのは、わしじゃから間違いない。そのため、周囲の影響を受けることを言い表したことわざもいくつかある。たとえば、「朱に交われば赤くなる」だ。これは、交わる仲間や友人によって感化されることの例えである。人は周囲に影響されやすく、交際する相手によって善にもなれば悪にもなるということじゃ。「門前の小僧習わぬ経を読む」

ということわざもある。これはお寺の近くに住んでいる子どもは、特に習わなくてもお経を唱えるようになるとうことじゃ。幼いころに身近で見聞きしていたことは、特に覚えようとしなくても自ずから身に付くのじゃ。

とにかく、人間は周囲の環境や人々の影響を強く受ける。同様に、病院に入院すると病院の環境の影響を受けてしまうのだ。すなわち、ほかの入院患者がもっている耐性菌を受け取ってしまい、自分の常在菌に組み入れてしまうのじゃ。

入院して抗菌薬を点滴すれば、それに感受性のある細菌は死滅し、感受性のない細菌は生き残る。そして、特に医療従事者の手指を介して、患者から患者に伝播してゆく。その結果、病院のなかでは耐性菌が蔓延していくことになる。そこに入院すれば、容易に耐性菌に染まってしまうのじゃ。

もともと、口腔内や呼吸器系には常在菌が多数すみついている。そこに病院環境から耐性菌が入り込んできて、すみついてしまうことがある。その耐性菌が増殖すれば肺炎になってしまう。そのため、院内肺炎というのは「入院後 48 時間以降に発症した肺炎」ということになっておる。これは、入院後の 48 時間で病院の中にはびこっている耐性菌がすみついて肺炎となったということじゃ。

まず、肺炎患者が過去にどのような環境にいたのかを確認し、常在菌としてどのような耐性菌がすみついているか推定することが適切な治療につながる。そのため、治療のための抗菌薬を決定するためには、耐性菌のリスクがあるかどうかを推定することがとても重要じゃ。

「過去 90 日以内に入院していた」「抗菌薬（点滴）が投与されていた」などがあれば、耐性菌が肺炎の原因菌になっている可能性がある。もちろん、「免疫抑制状態である」「患者の活動性が低下している」などという状況も体力が低下して、耐性菌と体力のバランスが崩れて肺炎を作り出す要因となっておる。

確かに、人間は周囲の影響を受けます。肺炎の原因菌も周囲環境の影響を受けるのですね。抗菌薬を選択するうえで考慮すべきことは、その患者は医療施設に入院したことがあるかどうかであり、もし入院既往があったり入院中であれば、原因菌は医療施設にはびこっている耐性菌かもしれないということなのですね。それが、院内肺炎 / 医療介護関連肺炎の治療を難しくしているということなのですね。納得！

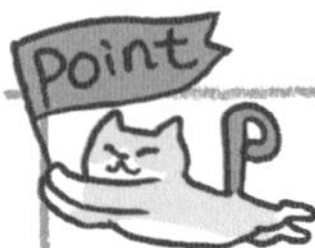

院内肺炎／医療介護関連肺炎では耐性菌が原因菌であることがある。

腎盂腎炎は河川を遡上する鮭

臨床現場にいると、腎盂腎炎の患者に遭遇することがあります。これについても、イメージのわく、たとえ話をいただけますか？

腎盂腎炎の原因菌を考えるときには、鮭を思い起こすがよい。秋になると、鮭は産卵のために故郷の河川を遡上する。急流であっても、負けることなく果敢に遡上する。彼らの努力をみるときには、必ず、腎盂腎炎を引き起こす大腸菌を思い出してほしい。

急性膀胱炎などによって膀胱内で細菌が増殖し、そのなかの一部の細菌が、膀胱から尿管を上って腎盂へとたどり着いて腎盂腎炎となる。腎臓で作られた尿が排出されるルートを細菌が逆行して腎盂腎炎が引き起こされることから、鮭の遡上に似ているのじゃ。

川の遡上は鮭だけではなく、ウナギでもみられるように、腎盂腎炎では大腸菌が原因菌として多いが、その他の細菌（肺炎桿菌など）によって引き起こされることがある。

それでは遡上する前には鮭やウナギはどこにいるのかね？ それ

は、海洋じゃ。腎盂腎炎の原因菌はどこにいるのかね？　それは、陰部にいるのじゃ。陰部にいる細菌が何らかの理由によって膀胱に侵入し、膀胱炎を引き起こし、そのまま遡上して、腎盂腎炎となるのじゃ。そのため、抗菌薬のエンピリック治療においては、陰部に潜んでいる細菌（腸内細菌目細菌など）をターゲットとすることになる。

とても、よく分かりました。今後、鮭料理を食べるときには、大腸菌や腎盂腎炎を思い描きながら食べることにします。

Point

腎盂腎炎では腸内細菌目細菌に有効な抗菌薬を選択する。

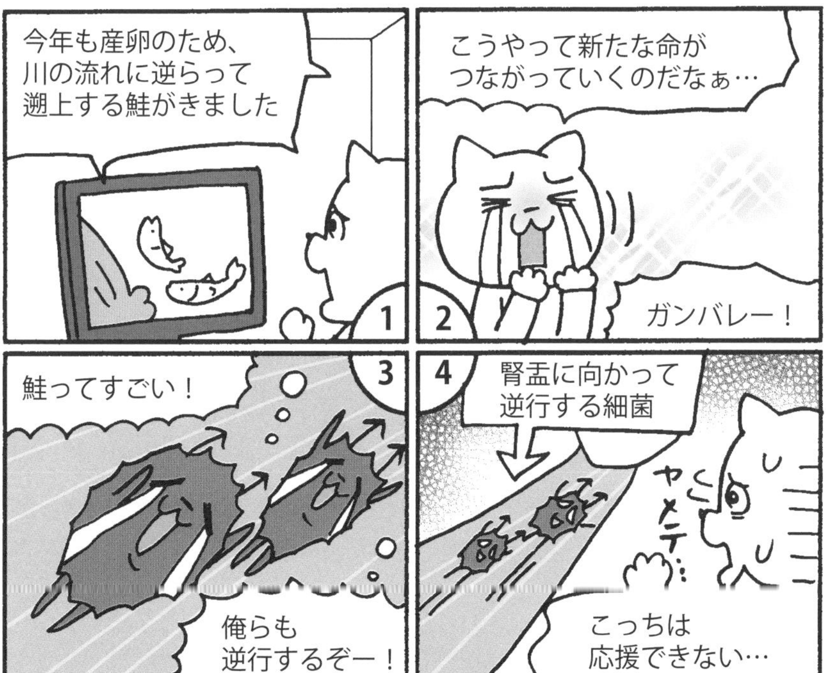
今年も産卵のため、
川の流れに逆らって
遡上する鮭がきました
1
こうやって新たな命が
つながっていくのだなぁ…
ガンバレー！
2
3
鮭ってすごい！
俺らも
逆行するぞー！
4
腎盂に向かって
逆行する細菌
ヤメテ…
こっちは
応援できない…

ところで、急性単純性膀胱炎や無症候性細菌尿も、腸内細菌目細菌などが原因菌になっているということから、それに合わせた抗菌薬を選択すればよいですか？

急性単純性膀胱炎については大腸菌が最も多く、そのほかの腸内細菌目細菌（肺炎桿菌やプロテウス・ミラビリスなど）も原因菌となりうる。抗菌薬はそれらにターゲットを合わせたものを選択することになる。

しかし、無症候性細菌尿では抗菌薬は使用してはならぬ！ その定義は「尿路感染症の症状がない人から、適切に採取された尿検体において、一定数以上の細菌が検出された状態」じゃ。このような無症状の人では抗菌薬による治療は必要ない。ただし、妊婦と泌尿器手術前の患者では無症候性細菌尿であっても治療する必要がある。妊婦が治療されないと、腎盂腎炎、早産、低出生体重児、周産期死亡、子癇前症を合併する危険性が高まる。前立腺の経尿道的切除術、粘膜出血が予想される泌尿器手術が予定されている患者では菌血症やセプシスを合併することがあるからじゃ。

無症候性細菌尿に抗菌薬を投与している医師をみたことがあります。今度会ったら、一言注意しておきます。

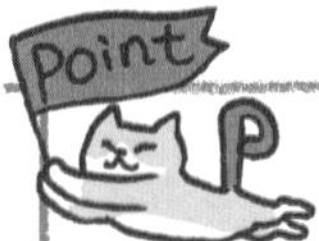

急性単純性膀胱炎では大腸菌などの腸内細菌目細菌にターゲットを合わせた抗菌薬を投与する。無症候性細菌尿には抗菌薬は必要ない。ただし、妊婦と泌尿器手術前の患者では抗菌薬を投与する。

梅毒の治療はジムと同じ

ところで、最近、全国的に梅毒患者が激増しています（2023年12月現在）。これも神様の思し召しと思いますが、ペニシリンを一発、筋肉注射すればよくなったので、何とか対応できています。これについては何かコメントはありますか？　できれば、たとえ話を入れてください。

そうじゃな。昔の梅毒治療ではアモキシシリンを1～3ヵ月服用していた。しかし、途中で飲まなくなる患者も多く、治療が不十分じゃった。現在は持続性ペニシリンの筋肉注射（ステルイズ®水性懸濁筋注）が利用できるようになり、1回の受診で治療が完了できる。これは大きな進歩じゃ。これについてたとえ話をしよう。

ダイエットに勤しんでいる人は数多い！ときどき、ジムの入会時に「結婚式までにあと10日しかないので、その間に体重を10kg減らしたい」などと無茶を言う人もいるようだ。短期集中ダイエットなどという宣伝をして客を集めているジムもあるが、健康を維持するためにジムに通うのはいいことだけど、減量のみを目的として行くのはよくない。

もし、「1回だけわかりやすい指導を受けると、半年で10kg減量できるジム」と「半年毎日通うと、半年で10kg減量できるジム」があるならば、人々はどちらのジムに行くだろうか？確実に、前者のジムに行くことであろう。現実の世界ではそのようなジムは存在しないが、梅毒の治療ではそのような夢のような治療法が始まった。これまでペニシリン系抗菌薬の内服が1～3ヵ月必要であったものが、1回の筋肉注射にて治療できるようになったのだ。

私も、持続性ペニシリンの筋肉注射を実施していますが、便利ですね。

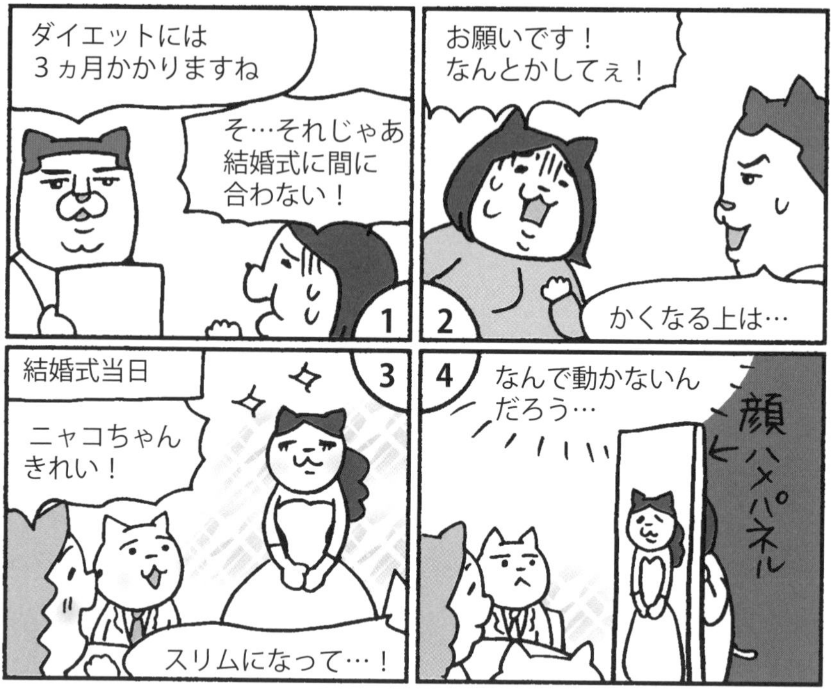
ダイエットには
3ヵ月かかりますね
そ…それじゃあ
結婚式に間に
合わない！
お願いです！
なんとかしてぇ！
かくなる上は…
結婚式当日
ニャコちゃん
きれい！
スリムになって…！
なんで動かないん
だろう…
顔ハメパネル

Point 梅毒の治療は早期であれば持続性ペニシリンの１回筋肉注射で治療が完結できる。

クラミジア・トラコマチス感染症はシロアリ

クラミジア・トラコマチス（*Chlamydia trachomatis*）を語るときには、シロアリを思い出すがよい。シロアリは普段は人の目から隠れていることが多く、実際に目にすることはほとんどない。しかし、室内や庭などで羽アリを見つけた場合は要注意じゃ。羽アリがいるということは、近くにシロアリの巣がある可能性があるからな。

シロアリは建物にとって重要な「床下」や「柱」を食べるため、放置しておくと、最終的には家の耐久性が低下してしまう。柱の内部がほとんど空洞になってしまうこともある。しかし、内部で被害が進行するため、目につきにくく被害に気付かないことがほとんどなのじゃ。耐久性が下がった家は、震災時に倒壊するリスクが高まるので大変危険だ。

クラミジア・トラコマチスはシロアリに似ている。感染者の大多数が無症状なので、感染していることに気付かないことが多い。しかし、女性が感染を放置しておくと、不妊症など重大な合併症を経験する可能性がある。そのため治療する必要があるが、この場合はアジスロマイシンの単回投与でよい。

Point

クラミジア・トラコマチス感染症は放置しておくと、女性では不妊症などの重大な合併症となることがある。治療はアジスロマイシンの単回投与でよい。

淋菌感染症の治療は１本の丸太（最後！）

淋菌については、耐性化についてのイメージが大切じゃ。それについて話そう。

先日、テレビを見ておったら、アフリカのジャングルでジープが川を越える場面があった。幅が数 m の川だったので、丸太を 10 本ほど渡した橋が作られておった。そして、そこをジープが何とか渡っていった。

年月とともに丸太は１本２本と腐って朽ち果ててゆく。新しい丸太を補充しない限り、心細い橋になってゆく。そして、最後に１本の丸太が残ることになる。そこを現地の人々は恐る恐る歩いて渡

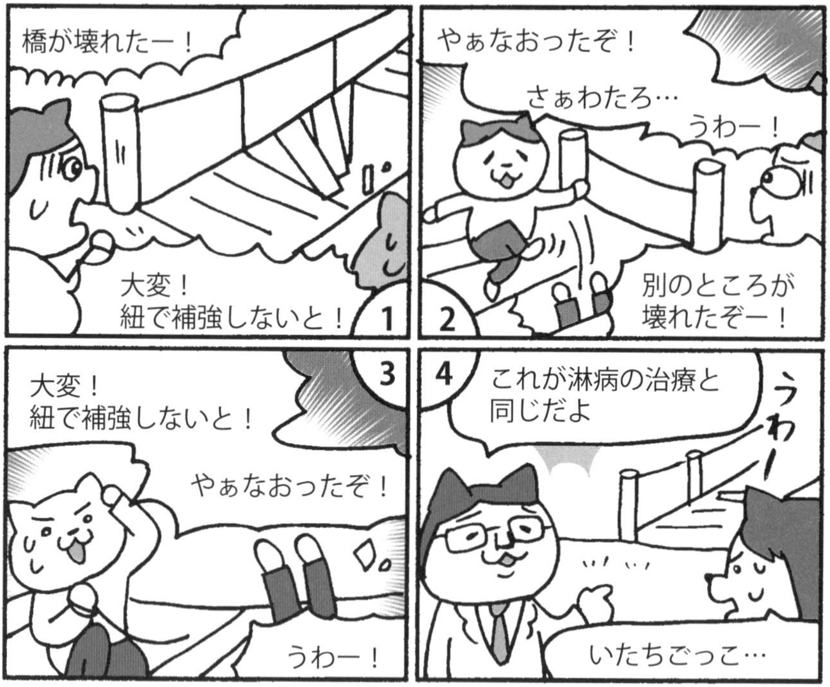
橋が壊れたー！
大変！
紐で補強しないと！
1
2
やぁなおったぞ！
さぁわたろ…
うわー！
別のところが
壊れたぞー！
3
大変！
紐で補強しないと！
やぁなおったぞ！
うわー！
4
これが淋病の治療と
同じだよ
うわー！
いたちごっこ…

ることじゃろう。「最後の１本の丸太が残り、それも少し腐りつつある。そこを人々が渡っている」という状況が現在の淋菌治療の現状なのだ。

昔は淋菌に対しては、ペニシリン系抗菌薬、テトラサイクリン系抗菌薬、キノロン系抗菌薬などが有効じゃった。しかし、次第に耐性化が進み、現在はセフトリアキソンのみが信頼できる治療となった。すなわち、最後の１本の丸太はセフトリアキソンということだ。このセフトリアキソンに対しても耐性淋菌が報告されていることから、最後の丸太も腐りつつある状況じゃ。淋菌の治療は厳しい状況であることをぜひとも知ってもらいたい。

そうなんですね。淋菌の治療は最後の丸太の状況なのですね。そこを何とか歩いて渡っている。その丸太もきわどい状況ということなんだ。セフトリアキソンを大切にしなければ…

Point
淋菌感染症は耐性化が激しく、治療薬としてはセフトリアキソンしか残されていない。

丹毒・蜂窩織炎・皮膚膿瘍は川の氾濫

丹毒・蜂窩織炎・皮膚膿瘍の治療についてもご教授願います。

台風や集中豪雨によって、洪水が引き起こされることがある。もちろん、これはわしが人間に試練を与えるためにときどき、引き起こしているのじゃがな。

この場合、河川の水が堤防を越えたりすることにより起こる「氾濫」や、堤防などが切れて崩れる「決壊」などが洪水の原因となっておる。人間どもは、決壊しやすい危険区域では堤防に土嚢（どのう）を積んだりして、洪水対策を行っておる。これを皮膚感染症と比べると分かりやすい。

皮膚感染症は皮膚の破綻した部分から病原体が侵入することによって引き起こされる。そのため、「決壊」のような状況といえる。決壊しても洪水が堤防の周囲でとどまっている状況が「丹毒」であり、堤防から離れた場所まで洪水となっているのが「蜂窩織炎」じゃ。そして、堤防の外側で洪水が池のように溜まった状況が「皮膚膿瘍」となる（図3）。

このとき、洪水の水には2種類ある。河川の堤防の決壊では淡水が流れ込む。そして、港の堤防の決壊では海水が流れ込む。同じ洪水でも、淡水によるものと、海水によるものがある。丹毒や蜂窩織炎では連鎖球菌、皮膚膿瘍では黄色ブドウ球菌が原因菌であるこ

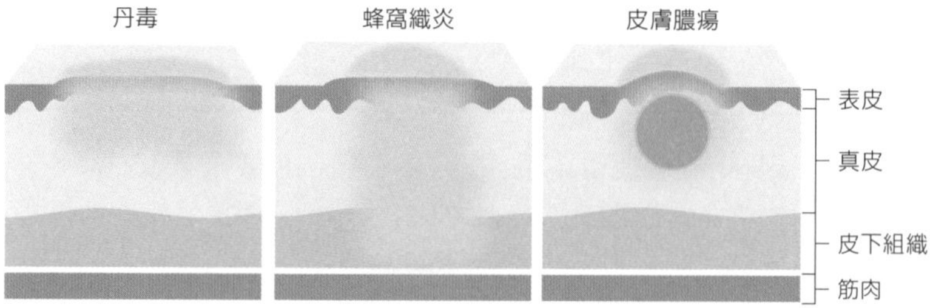

・丹毒は表皮および真皮上部に炎症がみられる。
・蜂窩織炎は、表皮、真皮、皮下組織にまで炎症が及んでいる。
・皮膚膿瘍は、真皮または皮下組織の範囲での膿である。

図３　丹毒・蜂窩織炎・皮膚膿瘍

とが多く、これは河川の堤防の決壊と港の堤防の決壊に似ておる。したがって、エンピリック治療では、これら２菌種をターゲットとした抗菌薬を選択することになる。

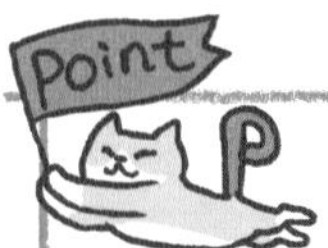

丹毒や蜂窩織炎では連鎖球菌、皮膚膿瘍では黄色ブドウ球菌が原因菌であることが多い。エンピリック治療では、これらの細菌にターゲットを合わせた抗菌薬を選択する。

骨髄炎は人類誕生後の移動！

最後に骨髄炎についても、ぜひわかりやすい説明をお願いできますでしょうか？

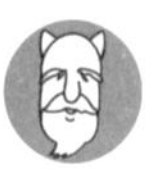
骨髄炎の原因菌の移動と人類の誕生後の移動が非常に似ておることから話をしよう。今から、20～30 万年前にアフリカ大陸の東部で人類が誕生した。当初はアフリカ大陸に住んでおったが、約 20 万年前にアフリカ大陸を出発し、アジア、オセアニアに移動してい

った。約6万年前には北アメリカに到達し、以降南アメリカ大陸にも到達した。移動するときは、陸続きであれば、そのまま歩いてゆく。海を渡るときにはカヌーのようなものを利用したことであろう。そして、移動先の住み心地が悪ければ立ち去り、住み心地がよければ住み着いた。このような移動は、「陸路を歩く」「カヌーで海を渡る」という移動方法と「移動したけれど、住み着かなかった」「移動したあとに、住み着いた」という結末で4つに分類できる。それは「陸路＋住み着かない」「陸路＋住み着く」「海路＋住み着かない」「海路＋住み着く」である。

骨髄炎では病原体の移動の方法には「隣接する組織に直接浸潤していく伝播経路」と「血流を介して移動する伝播経路」がある。そして、感染症が一時的である「急性」と持続する「慢性」がある。すなわち、伝播の経路として「直接性」「血行性」、経過の違いとして「急性」「慢性」があるので、骨髄炎は「直接性＋急性」「直接性＋慢性」「血行性＋急性」「血行性＋慢性」に分類される（表2）。人類の移動に当てはめると、直接性というのは「歩いて移動する」、血行性というのは「海を渡る」、急性は「住み着かなかった」、慢性は「住み着いた」ということになる。

骨髄炎の原因菌の過半数が黄色ブドウ球菌もしくはコアグラーゼ陰性黄色ブドウ球菌（coagulase-negative staphylococci，CNS）である。そのため、エンピリック治療ではセファゾリンが使用され、MRSA（メチシリン耐性黄色ブドウ球菌）やCNSが否定できない

表2　骨髄炎の分類

	直接性	血行性
急性	外傷後や手術後の骨髄炎など	小児の多くの骨髄炎、成人の化膿性椎体炎
慢性	褥瘡、糖尿病性足壊疽など	Brodie 骨膿瘍など*

*Brodie 骨膿瘍は通常は血行性であるが、外傷の結果として発生することがある。

ときには抗 MRSA 薬が用いられることになる。

Point

骨髄炎には「直接性＋急性」「直接性＋慢性」「血行性＋急性」「血行性＋慢性」がある。骨髄炎のエンピリック治療ではセファゾリンもしくは抗 MRSA 薬が用いられる。

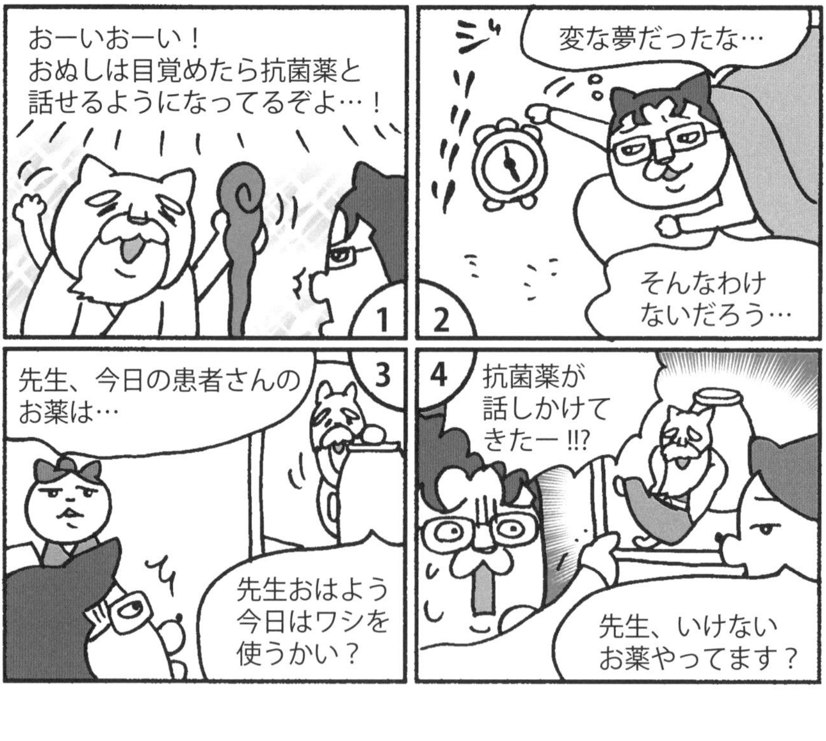

1
おーいおーい！
おぬしは目覚めたら抗菌薬と
話せるようになってるぞよ…！
2
ジリリ
変な夢だったな…
そんなわけ
ないだろう…
3
先生、今日の患者さんの
お薬は…
先生おはよう
今日はワシを
使うかい？
4
抗菌薬が
話しかけて
きたー!!?
先生、いけない
お薬やってます？

ありがとうございました。さまざまなお話ができてとてもうれしく思いました。とても、勉強になりました。

今までは、わしがいろいろ話をしたが、抗菌薬からも直接、意見を聞くとよい。通常は抗菌薬は会話できないが、わしの力で特別に話ができるようにしてあげよう。

え～～～。抗菌薬と直接会話できるのですか？ すごい！ 楽しみです！ うれしい！

ということで、うたた寝から目が覚めた。あまりにもリアルな会話であり、これは絶対に夢ではないと思う。

第2章

抗菌薬との楽しい会話

ピカソとモナリザ

美術館ではピカソのような抽象画が展示されていることがあります。幼児でも描けるような絵をみると、「これが芸術なのかな？」と不思議に思うことがあります。しかし、私は抽象画を見て、“それが何かを想像した後にタイトルを当てること”を楽しんでいます。非常に納得できるタイトルがつけられていることが多いため，「腑に落ちた」という感覚を味わうことができます。このような楽しみ方は本来の抽象画の鑑賞法ではないかもしれませんが、鑑賞者が楽しめればそれでよいのです。一方、レオナルド・ダ・ビンチの『モナ・リザ』のような「具象画」は対象物を具体的に描いた絵画であり、わかりやすい絵画をみるのも楽しいものです。

「抗菌薬と細菌」の関連をみるとき、“モナリザ”のように詳細なところ

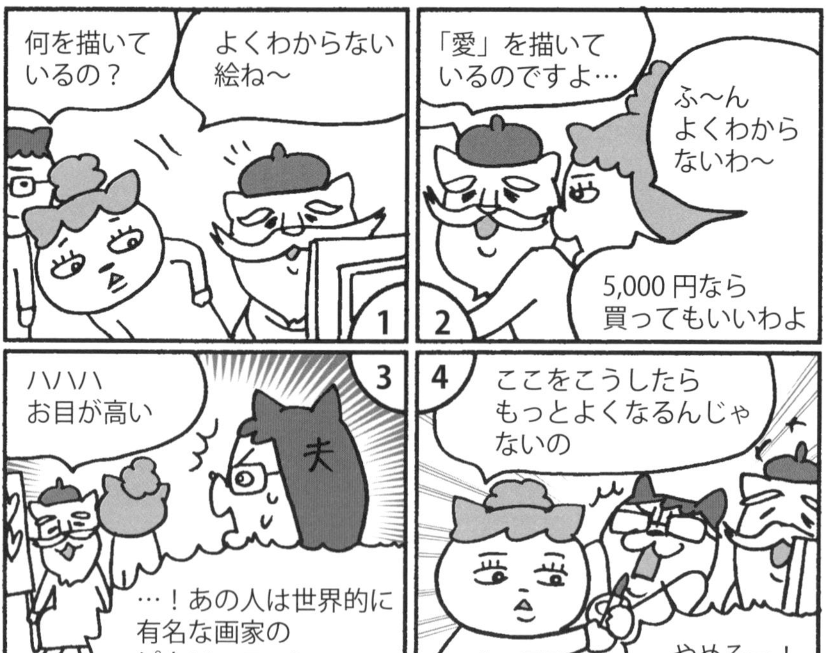

1
何を描いているの？
よくわからない絵ね～
2
「愛」を描いているのですよ…
ふ～ん よくわからないわ～
5,000円なら買ってもいいわよ
3
ハハハ お目が高い
夫
…！あの人は世界的に有名な画家のピカソ・ニャンコ
4
ここをこうしたらもっとよくなるんじゃないの
やめろー！

まで記されたくわしい資料をみていると情報が多すぎて、何が何だか分からなくなります。このような場合には“ピカソ”のような資料を用いた方が、覚える側からすると理解しやすいと思います。とりあえず、重要ポイントを押さえておいて、それ以降は臨床経験を積み重ねながら、覚えていけばよいのです。

第2章で示される抗菌スペクトル（用語解説参照）には「グラム陽性球菌」と「グラム陰性桿菌」しか表記されていません。そして、グラム陽性球菌については「腸球菌、MSSA、連鎖球菌（肺炎球菌［用語解説参照］を含む）」、グラム陰性桿菌については「腸内細菌目細菌（用語解説参照）、緑膿菌、嫌気性菌」だけが示されています。そのほかの細菌も大切なのですが、これは抗菌スペクトルの“ピカソ”と思ってください。とにかく、抗菌薬のイメージをつかんでいただきたいのです。

第2章では各系統の抗菌薬の代表が自分の仲間の特徴を自慢しています。通常、抗菌薬が会話することはないのですが、「感染症の神様」が彼らに会話能力を授けたため、意思を伝えることができるようになったのです。会話の中から重要ポイントを押さえてください。

ペニシリン系抗菌薬（表1）

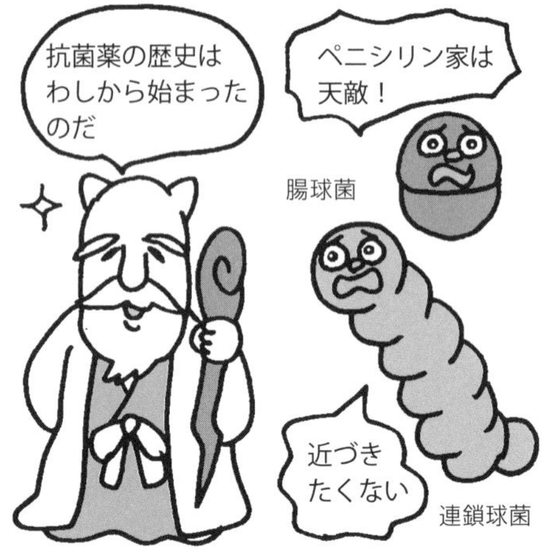
抗菌薬の歴史は
わしから始まった
のだ
ペニシリン家は
天敵！
腸球菌
近づき
たくない
連鎖球菌

ペニシリン宗家の長を自任しているペニシリンG翁（ベンジルペニシリン）

ペニシリン家を忌み嫌う腸球菌（上）連鎖球菌（下）

ペニシリンG翁（ベンジルペニシリン）。初めまして。今日はペニシリン家の成り立ちというか、特性というか、その全体について教えてください。

こちらもよろしく頼む。わからないことがあったら、いつでも言ってくれ。

わがペニシリン家の歴史は最も古く、それは1928年にさかのぼる。英国のフレミング先生がペニシリンを発見したことは医療従事者であれば誰も知っていることであろう。そして、当家が得意とするターゲットは何かといえば、「グラム染色で紫色に染まる丸い細菌（グラム陽性球菌）」といえる。

そうなんですね。ここにはグラム陽性球菌に属する方々もおられますが、皆さんも同感ですか？

そうです。私たちはペニシリン家の人々を見ると近づかないようにしています。ペニシリン家は私たちの天敵といえます。グラム陽性球菌の仲間のなかで、ペニシリン家の方々に親近感を感じているものはいません。今日も、ペニシリンG翁からは距離を置いて座るようにしています。

腸球菌さんもグラム陽性球菌なので、ペニシリン家の方々を避けるようにしているのですか？

表1　ペニシリン系抗菌薬

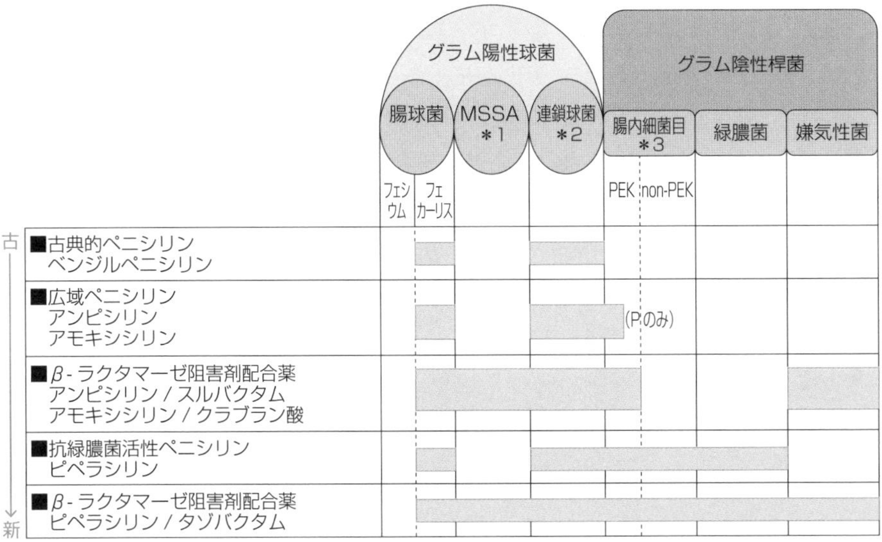

グラム陽性球菌
グラム陰性桿菌
腸球菌
MSSA ＊1
連鎖球菌 ＊2
腸内細菌目 ＊3
緑膿菌
嫌気性菌
フェシウム
フェカーリス
PEK
non-PEK
古
新
■古典的ペニシリン
ベンジルペニシリン
■広域ペニシリン
アンピシリン
アモキシシリン
(Pのみ)
■β-ラクタマーゼ阻害剤配合薬
アンピシリン／スルバクタム
アモキシシリン／クラブラン酸
■抗緑膿菌活性ペニシリン
ピペラシリン
■β-ラクタマーゼ阻害剤配合薬
ピペラシリン／タゾバクタム

＊1：メチシリン感受性黄色ブドウ球菌
＊2：連鎖球菌属にはA群溶血性連鎖球菌、B群溶血性連鎖球菌、肺炎球菌などが含まれる。
＊3：腸内細菌目細菌の仲間のうち、プロテウス・ミラビリス（*Proteus mirabilis*）、大腸菌（*Escherichia coli*）、肺炎桿菌（*Klebsiella pneumoniae*）の3菌種のことを「PEK」という。それ以外の腸内細菌目細菌は「non PEK」となる。

そうです。基本的には避けるようにしています。腸球菌の代表としてフェカーリス（*Enterococcus faecalis*）とフェシウム（*E. fecium*）がいます。腸球菌の感染症はフェカーリスが主役のことが多いのですが、やはり、ペニシリン家の方々は苦手です。でも、フェシウムであれば耐えられます。

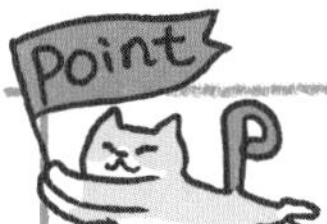

ペニシリン系抗菌薬はグラム陽性球菌（連鎖球菌や腸球菌〔*E.faecalis*〕など）に対して有効である。

再び、ペニシリンG翁にお尋ねします。貴方は「古典的ペニシリン」といわれていますが、「広域ペニシリン」という仲間もいるそうですね。どのような方々でしょうか？

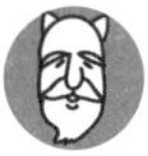

そうじゃな。ペニシリン家には広域ペニシリンの仲間もいる。アンピシリン（注射薬）とアモキシシリン（内服薬）じゃ（表1）。これらは、広域ペニシリンというように、グラム陰性桿菌にもターゲットを広げているのだ。そのため、グラム陰性桿菌のプロテウス・ミラビリス（*Proteus mirabilis*）にも抗菌活性がある。

でも、グラム陰性桿菌による感染症の治療にはほとんど使用されていないようですが…

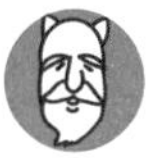

うーん。キツイところを突いてくるな。実はな、わし（ペニシリンG翁）も広域ペニシリンもβ-ラクタマーゼに破壊されてしまうのじゃ。だから、β-ラクタマーゼを産生する細菌には弱いのじゃ。われわれはグラム陽性球菌には有効なはずじゃが、β-ラクタマーゼを産生するMSSA（メチシリン感受性黄色ブドウ球菌）には効果がない。グラム陰性桿菌もβ-ラクタマーゼを産生するので広域ペニシリンといってもそれらによる感染症には使用できないのだ！

「広域というのは名ばかりだね」という人もいるが、これには反対できん。抗菌薬の使用勝手としては「古典的ペニシリン＝広域ペニシリン」といわれてもやむをえないと思っておる。

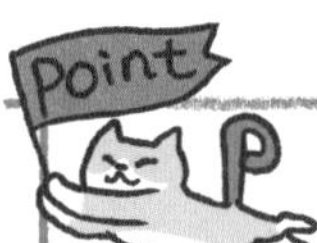

抗菌薬の使用勝手としては「古典的ペニシリン＝広域ペニシリン」である。広域ペニシリンもグラム陽性球菌の専用薬と考えてよい。

しかし、心配するな！ ペニシリン家ではβ-ラクタマーゼ阻害薬を配合した薬を準備したのだ。これでβ-ラクタマーゼを出していても、やっつけられる。

それは画期的なことなのでしょうか？ くわしく教えていただけますか？

変身したといってもよいくらいじゃ。何せ、β-ラクタマーゼをバチバチに産生してくる嫌気性菌にも有効だからだ！β-ラクタマーゼ阻害剤配合薬は広域ペニシリンの弱点を補強し、MSSAやPEKにも有効となった。

おっと、すまんすまん。いきなり、PEKと言ってしもうた。これは解説しておかんといかんな。グラム陰性桿菌のなかで大きな割合を占めるのが、腸内細菌目細菌じゃ。その仲間のうち、プロテウス・ミラビリス（*Proteus mirabilis*）、大腸菌（*Escherichia coli*）、肺炎桿菌（*Klebsiella pneumoniae*）の3菌種の頭文字をとってPEKという。遭遇する頻度が高いから、特別扱いされているのじゃ。それ以外の腸内細菌目細菌は「non PEK」となる。

オリンピックでいえば、PEKはメダリストのようなもんじゃな（表2）。とにかく、出現頻度がダントツでな。グラム陰性桿菌が作

表2　代表的な腸内細菌目細菌

メダリスト	プロテウス・ミラビリス（*Proteus mirabilis*） 大腸菌（*Escherichia coli*） 肺炎桿菌（*Klebsiella pneumoniae*）	PEK
入賞	シトロバクター属 エンテロバクター属 セラチア属 サルモネラ属 エルシニア属	
入賞外	シゲラ属 プロビデンシア属 エドワジエラ属 ハフニア属 クライベラ属 モルガネラ属	遭遇する頻度が低い

り出す感染症の多くを占めているんじゃ。これらについても、β-ラクタマーゼ阻害剤配合薬は有効なんじゃ。

ペニシリン系抗菌薬のβ-ラクタマーゼ阻害剤配合薬には３つありましたよね。アンピシリン／スルバクタムとアモキシシリン／クラブラン酸、そのほかにはピペラシリン／タゾバクタムでしたっけ（表1）。

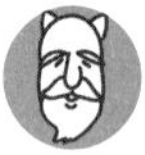

よく知っておるな。アンピシリンは、アンピシリン／スルバクタムになったときにMSSAやPEKにも抗菌活性を拡大できたのじゃ。それはアモキシシリン／クラブラン酸も同様じゃ。当然、前者は注射薬で、後者は内服薬だがな。

ピペラシリンは緑膿菌にも有効という特殊技能をもった抗菌薬であったが、タゾバクタムを配合することによって、さらに強力な抗菌薬となり、多くのグラム陰性桿菌に加えて、嫌気性菌にも効果が大きく期待できるようになった。臨床現場では、嫌気性菌による感染症にも用いられておるそうじゃ。

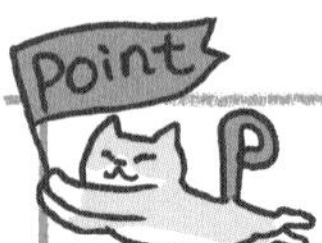

広域ペニシリンは腸球菌（*E. faecalis*）や連鎖球菌には有効であるが、MSSAには無効である。しかし、β-ラクタマーゼ阻害剤を配合したアンピシリン／スルバクタムやアモキシシリン／クラブラン酸はMSSAやPEKにも抗菌活性をもつようになった。

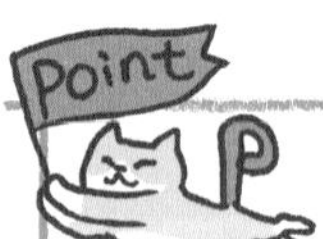

ピペラシリン／タゾバクタムは緑膿菌を含むグラム陰性桿菌に加えて、嫌気性菌にも有効な強力な抗菌薬となった。

いろいろ教えていただき、ペニシリンＧ翁には感謝いたします。また、グラム陽性球菌の方々もお達者でお過ごしください。

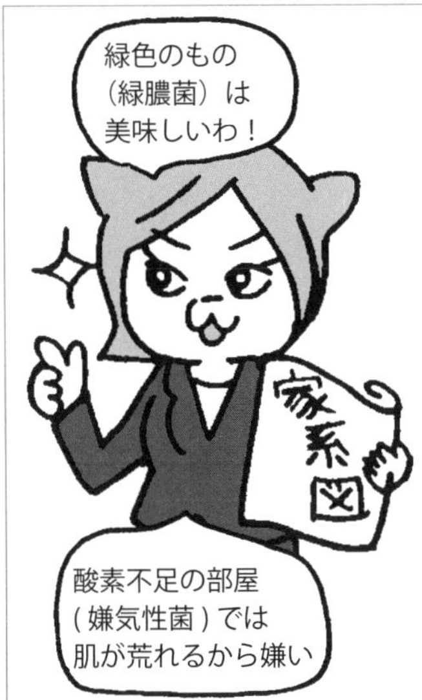
緑色のもの
（緑膿菌）は
美味しいわ！
家系図
酸素不足の部屋
（嫌気性菌）では
肌が荒れるから嫌い
セフェム家（系）の自信家のセフェピム嬢（セフェピム）

セフェム系抗菌薬（表 3）

今日は、セフェム家の状況についてうかがいたいと思っています。よろしくお願いいたします。

セフェム家のことは何でも知っています。答えられないことはないと思います（自信に満ちあふれ

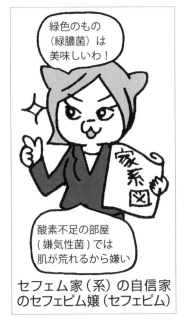

表３　セフェム系抗菌薬

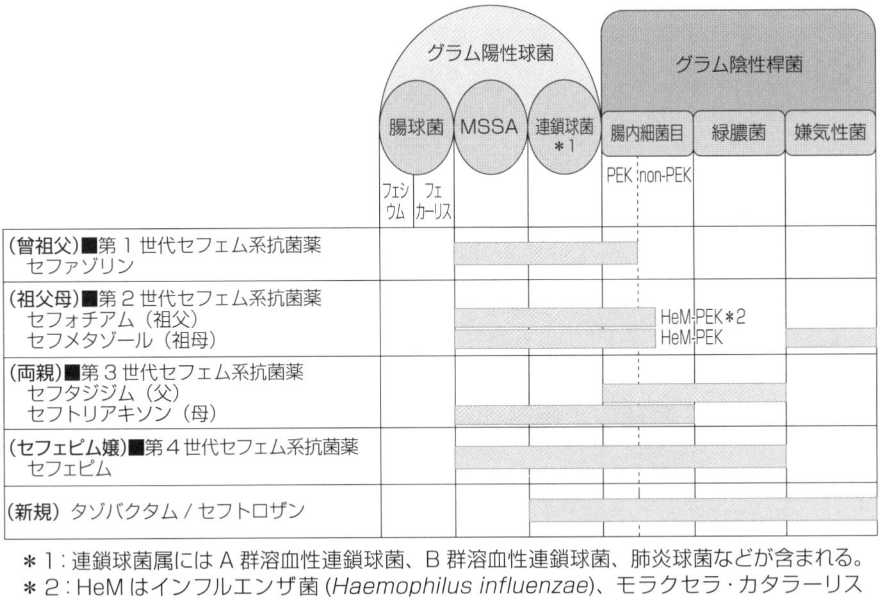

＊１：連鎖球菌属には A 群溶血性連鎖球菌、B 群溶血性連鎖球菌、肺炎球菌などが含まれる。
＊２：HeM はインフルエンザ菌 (*Haemophilus influenzae*)、モラクセラ・カタラーリス (*Moraxella catarrhalis*) のことである。

ている)。

ありがとうございます。セフェム家にはいくつかの世代があると聞いたことがありますが、いかがでしょうか?

第1～第4世代があります。第1世代は曾祖父のセファゾリンがいます。第2世代は祖父母のセフォチアムとセフメタゾールがいます。第3世代は父と母でセフタジジムとセフトリアキソンです。そして、第4世代には私(セフェピム)がいるのです。

Point

第1世代セフェム系抗菌薬はセファゾリン、第2世代はセフォチアムとセフメタゾール、第3世代はセフトリアキソンとセフタジジム、第4世代はセフェピムがある。

曾祖父はどのような方でしたでしょうか?
今もお元気ですか?

曾祖父のセファゾリンは現役でバリバリに仕事をしています。とても高齢には見えません。グラム陽性球菌のMSSAや連鎖球菌をターゲットとして頑張っています。そのため、手術前の予防抗菌薬とか蜂窩織炎や皮膚膿瘍のようにMSSAや連鎖球菌が原因菌となる感染症に用いられています。PEKもやっつけることができます。

Point

第1世代セフェム系抗菌薬のセファゾリンはグラム陽性球菌のMSSAや連鎖球菌をターゲットとしている。手術前の予防抗菌薬や皮膚感染症の治療に用いられている。

え！曾祖父とうかがっていたので、仕事はされないと思っていました。驚きです。それでは第2世代の祖父母の方も現役なのでしょうか？

現役ですよ。祖父のセフォチアムは曾祖父のターゲットを拡張し、HeM（インフルエンザ菌 [*Haemophilus influenzae*]、モラクセラ・カタラーリス [*Moraxella catarrhalis*]）もやっつけることができます。これらの細菌は肺炎球菌とともに、呼吸器感染症の主要原因菌なので、呼吸器や耳鼻咽喉科領域の市中感染の抗菌薬として用いられてきました。しかし、嫌気性菌やESBL産生菌（用語解説参照）には抗菌活性はありません。

祖母のセフメタゾールは祖父の弱点を補っており、嫌気性菌にもESBL産生菌にも対応できます。そのため、祖母は下部消化管手術や婦人科手術のように嫌気性菌が問題となりそうな手術前の予防抗菌薬として用いられたり、ESBL産生菌による腎盂腎炎などの治療薬として使用されています。祖父（セフォチアム）は横隔膜の上、祖母（セフメタゾール）は横隔膜の下というように分業していて、夫唱婦随の典型と思っています。うらやましい限りです。ただ、最近は祖父のセフォチアムはあまり使用されなくなっています。

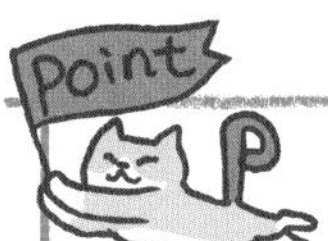

第2世代セフェム系抗菌薬のセフメタゾールは、嫌気性菌やESBL産生菌を対象として使用されることが多い。

それではご両親はいかがでしょうか？お父さんはセフタジジム、お母さんはセフトリアキソンでしたよね。

そうです。第3世代セフェム系抗菌薬である両親はセフタジジムとセフトリアキソンです。彼らは夫婦ですが、少し性格が異なっています。父母とも第3世代セフェム系抗菌薬が得意とするグラム陰性桿菌には効果がありますが、特に、父のセフタジジムは緑膿菌にも有効です。しかし、グラム陽性球菌を苦手としています。一方、母のセフトリアキソンは緑膿菌には効果はない代わりに、グラム陽性球菌（MSSA、連鎖球菌、肺炎球菌）に有効です。

母はグラム陰性桿菌（緑膿菌を除く）とグラム陽性球菌（肺炎球菌を含む）に有効であることから、尿路感染や市中肺炎などに広く使われています。父のセフタジジムは緑膿菌の専門家というイメージとなっています。

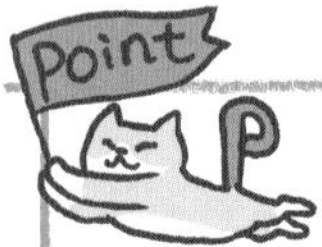

第３世代セフェム系抗菌薬はグラム陰性桿菌に有効であり、セフタジジムは緑膿菌にも効果がある。セフトリアキソンは緑膿菌には効果は期待できないが、グラム陽性球菌（黄色ブドウ球菌、連鎖球菌、肺炎球菌など）にも有効である。

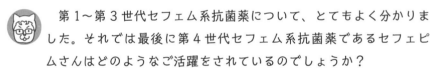

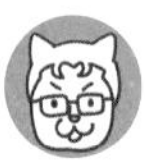
第１～第３世代セフェム系抗菌薬について、とてもよく分かりました。それでは最後に第４世代セフェム系抗菌薬であるセフェピムさんはどのようなご活躍をされているのでしょうか？

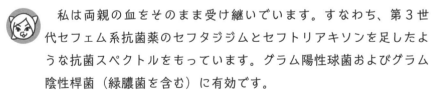

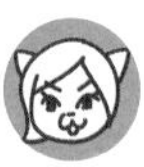
私は両親の血をそのまま受け継いでいます。すなわち、第３世代セフェム系抗菌薬のセフタジジムとセフトリアキソンを足したような抗菌スペクトルをもっています。グラム陽性球菌およびグラム陰性桿菌（緑膿菌を含む）に有効です。

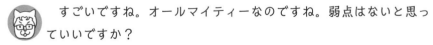

すごいですね。オールマイティーなのですね。弱点はないと思っていいですか？

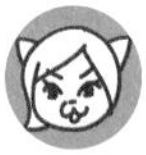
弱点はあります。嫌気性菌やESBL産生菌には効果はありません。また、腸球菌属にも効果はありません。腸球菌属に効果がないというのはセフェム家全体の弱点ですけどね。

Point

第４世代セフェム系抗菌薬のセフェピムはグラム陽性球菌およびグラム陰性桿菌（緑膿菌を含む）に有効であるが、嫌気性菌には効果が期待できない。

Point

一般的に、セフェム系抗菌薬は腸球菌属には効果が期待できない。

ところで、最近はタゾバクタム / セフトロザンがセフェム家に加わったそうだね。

タゾセフちゃんのことですか？　私たちはタゾバクタム / セフトロザンのことをタゾセフちゃんと呼んでいます。彼が第４世代に属するかどうかの議論はありますが、現時点では確定されていません。

彼はグラム陰性桿菌を得意としていて、緑膿菌やESBL産生菌もやっつけれるんです。最近、ESBL産生菌による感染症が増加してきておりますでしょ。それに対応するためにカルバペネム系抗菌薬が使用される頻度が増加しているのですが、タゾセフちゃんはESBL産生菌に強いので、カルバペネム系抗菌薬を温存するために大活躍しています。また、カルバペネム系耐性緑膿菌でも有効なことが多いんです。

タゾセフちゃんは嫌気性菌にも有効なのですが、実際には嫌気性菌による感染症ではメトロニダゾールと併用しなければなりません。だから、複雑な尿路感染症や人工呼吸器関連肺炎では単剤で、複雑な腹腔内感染症（腹膜炎、腹腔内膿瘍、胆嚢炎、肝膿瘍）にはメトロニダゾールと併用するのが最近の流行です。

タゾバクタム／セフトロザンはESBL産生菌やカルバペネム系耐性緑膿菌による感染症に使用できる。嫌気性菌による感染症ではメトロニダゾールと併用する。

最近、シデロフォアセファロスポリン系が新しい系統のセフェム系として治療薬に加わったようだけど、どのような抗菌薬なんですか？

セフィデロコルのことですね。私も彼に直接会ったことがないのですが、刷新的な抗菌薬で、カルバペネム耐性グラム陰性桿菌のみをターゲットとしているそうです。

カルバペネム耐性グラム陰性桿菌をターゲットとしているとは、ものすごい自信家ですね。刷新的というと、どんな感じですか？

「蟻」を例に説明しますね。蟻で困っている家庭では、個々の蟻を殺虫剤で退治しても、別の蟻が次々と巣から出てくるので根本的な対処法になりません。そのため、蟻の巣全体を根こそぎ始末してしまうことになります。蟻が好きな甘い蜜に殺虫剤を配合したものを蟻の巣の近くに置きます。蟻たちは、それを餌と思って巣に持ち帰ります。そうすると、巣の中で殺虫剤が作用して、蟻の巣全体が駆除されてしまいます。これに似た抗菌薬なんです。この場合、「甘い蜜」が鉄、「殺虫剤」が抗菌薬となります。

それって、もしかしたら、「トロイの木馬型」抗菌薬のことじゃないですか！ ギリシャとトロイアの戦争において、ギリシャ兵が中に隠れている木馬を、それとは知らずにトロイア人が場内に運び込み、敵が退却したと油断したときに、木馬の中に隠れていたギリシャ兵によってトロイアが滅ぼされたという話だったと思う。そして、「トロイの木馬」がシデロフォア、「ギリシャ兵」が抗菌薬と理解してたけど…

シデロフォアについてご存じでしたか。話は早い。そこから、話を進めましょう。細菌は生きていくうえで鉄を取り込む必要があります。そのために、多くの細菌はシデロフォアを作っています。これは宿主の鉄と高い親和性で結合する小分子です。細菌はシデロフォアを放出し、放出されたシデロフォアは周辺環境にある微量な鉄イオンと結合し、鉄 - シデロフォア錯体となります。“鉄 - シデロフォア錯体”はシデロフォア - 鉄トランスポーターと結合し、能動輸送により細菌内に取り込まれます。セフィデロコルはシデロフォアとセファロスポリン系抗菌薬とが結合した薬剤なんです。

そうなんだ。だから、ポーリン孔が減少もしくは欠損した細菌に対しても、細菌内に高濃度で取り込まれるんですね。通常、抗菌薬

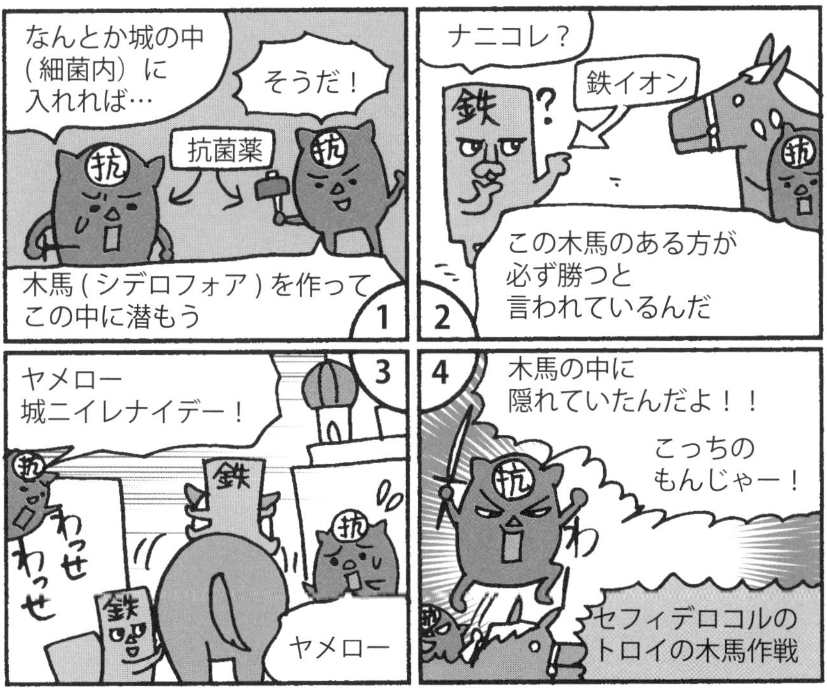
なんとか城の中
(細菌内)に
入れれば…
そうだ!
抗菌薬
木馬(シデロフォア)を作って
この中に潜もう
1
ナニコレ?
鉄イオン
鉄
この木馬のある方が
必ず勝つと
言われているんだ
2
3
ヤメロー
城ニイレナイデー!
鉄
わっせ
わっせ
ヤメロー
4
木馬の中に
隠れていたんだよ!!
こっちの
もんじゃー!
わ
セフィデロコルの
トロイの木馬作戦

はポーリン孔を介して受動的に取り入れられるので、ポーリン孔が減れば、細胞膜を通過できなくなってきますよね。しかし、セフィデロコルは細菌の鉄取り込み系を介した能動輸送によって、その問題を解決したんですね。

Point

セフィデロコルは“鉄取り込み系”を介した能動輸送によって細菌内に取り込まれるので、ポーリン孔が減少もしくは欠損している細菌にも取り込まれる。

　このようにして、セフィデロコルはカルバペネム耐性菌の主要な耐性機序の一つである外膜透過性低下を回避します。さらに、各種β-ラクタマーゼに対し高い安定性を有し、セリン型カルバペネマーゼ(KPC型、OXA-48型など)やメタロ型β-ラクタマーゼ(NDM型、VIM型、IMP型など)を産生するグラム陰性桿菌にも活性を示します。また、排出ポンプ高産生の影響を受けにくいんです。ただし、グラム陽性球菌や嫌気性グラム陰性桿菌には活性はありません。

　セフェム家の状況がしっかりと理解できました。ありがとうございます。

Point

セフィデロコルはカルバペネム耐性グラム陰性桿菌に有効な抗菌薬である。しかし、グラム陽性球菌や嫌気性グラム陰性桿菌には活性はない。

カルバペネム系抗菌薬（表4）

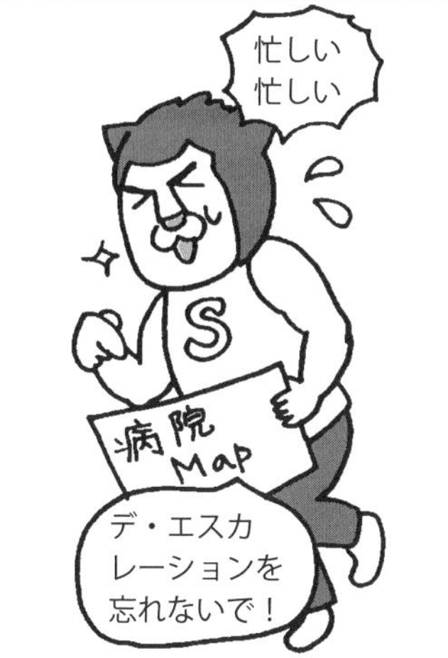
忙しい
忙しい
S
病院
Map
デ・エスカレーションを忘れないで！

胸にＳ字を書いたＴシャツを着ている元気いっぱいのメロペネム君（メロペネム）

あちらから、ものすごいスピードで走ってくるのは、メロペネム君じゃないだろうか。胸に「S」字が書かれたＴシャツを着ている。恐らく、「スーパー（Super）」のＳ字と思う。ここで、メロペネム君にインタビューしてみよう。おーい、メロペネム君。少し、時間はいいかな。いくつか聞きたいことがあるんだけど…

はいどうぞ。

はあ、はあ、はあ。忙しい！忙しい！

こんなに急いで、どこに行くんだね。

少し止まってくれ！

どこに行くどころか、あちらこちらで呼ばれていて、大変なんです。特に、カルバペネム系抗菌薬が好きな医師が赴任してしまった

表４　カルバペネム系抗菌薬

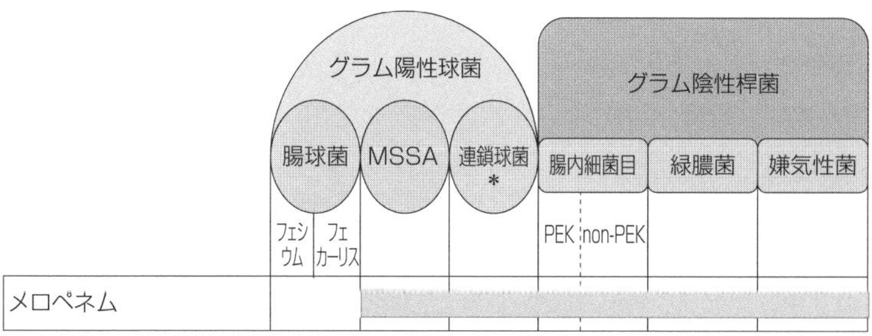

＊：連鎖球菌属にはＡ群溶血性連鎖球菌、Ｂ群溶血性連鎖球菌、肺炎球菌などが含まれる。

病院なんか、大変なんです。ほかの抗菌薬でも十分なのに、すぐに僕を処方する。そのような医師が赴任すると、それを真似て、研修医や専攻医たちが、僕を処方するといった悪循環が始まるんです。僕も、こんなに忙しいのはいやです！

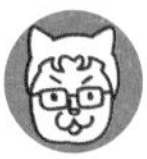

そんなに忙しいのですか。あなたはどのような菌種に有効だから、そのようにあちらこちらで呼ばれているのでしょうか？

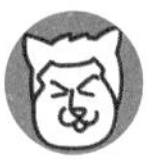

グラム陽性球菌とグラム陰性桿菌（緑膿菌や嫌気性菌を含む）を広くカバーするからです。そのため、ボーッとしながら何も考えずに処方しても外れることが少ないことが、僕を乱発する理由だと思います。

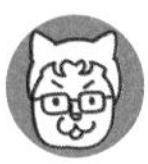

確かに、そうだね。極端に広域だから、とりあえずといった処方がされているかもしれないね。最近は、ESBL 産生菌による感染症に遭遇することが多くなったので、腸内細菌目細菌による敗血症性ショックでは、ESBL 産生菌も想定してカルバペネム系抗菌薬を使用したくなっちゃうかもしれないね。

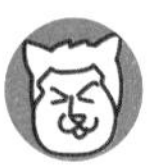

確かに、ESBL 産生菌が否定できない場合には僕が処方されるのはやむをえないけど、重症の場合に限定してほしいですね。第 2 世代セフェム系抗菌薬のセフメタゾールさんも ESBL 産生菌に有効なので、比較的安定した患者にはセフメタゾールさんにお願いしたいです。最近はタゾセフちゃん（タゾバクタム / セフトロザン）が助っ人として頑張ってくれるので、うれしく思います。

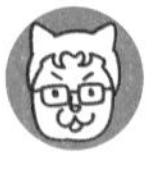

一般的な話になるけど、敗血症ショックなどの重症感染症が否定できない患者にはメロペネム君を処方し、できるだけ早期にデ・エスカレーションするという戦略だったら、問題ないよね。

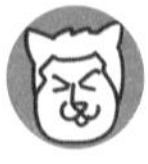

その通りです。ですから、私を処方するときには「近々、デ・エスカレーションするぞ」といった決心をお願いします。そのためには血液培養などの培養はぜひともお願いしたい。血液培養で原因菌が確定できれば、自信をもってデ・エスカレーションできるでし

ょ？

君もデ・エスカレーションには賛成なんだね。先日、「感染症の神様（第１章）」に会ったとき、神様もデ・エスカレーションは好きだっていってたよ。ところで、メロペネム君が苦手な細菌はあるのかな？

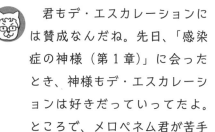

表５　カルバペネム系抗菌薬の効果が期待できない菌

Mr= MRSA
A= *Acinetobacter* 属
B= *Burkholderia* 属
C= *Corynebacterium jeikeium*
S= *Stenotrophomonas* 属
e= *Enterococcus* 属
l= *Legionella* 属
my= *Mycoplasma pneumoniae*
c= *Chlamydia* 属

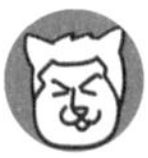

「Mr. ABC, sell my car ！（表 5）」の細菌には効果が期待できないんです。また、バルプロ酸（てんかん発作や躁うつ病の治療薬）の血中濃度を著しく低下させるので、バルプロ酸との併用は禁忌です。

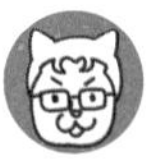

そうなんだ。いろいろありがとう。走らず、ゆっくりと歩けるようになることを祈っています。

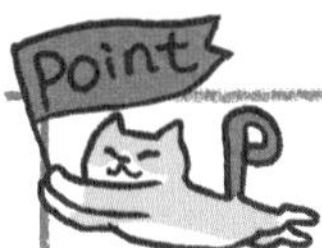

カルバペネム系抗菌薬を開始するときには、デ・エスカレーションを予定しておく。

アミノグリコシド系抗菌薬（表6）

あちらの方から、ゆっくりと体を揺らしながら歩いてくるのはゲンタマイシンの「ゲンタ君」ではないか。体形が腎臓形なのですぐにわかる。せっかくの機会なので、少し質問してみよう。ゲンタ君、お久しぶり。お元気ですか？

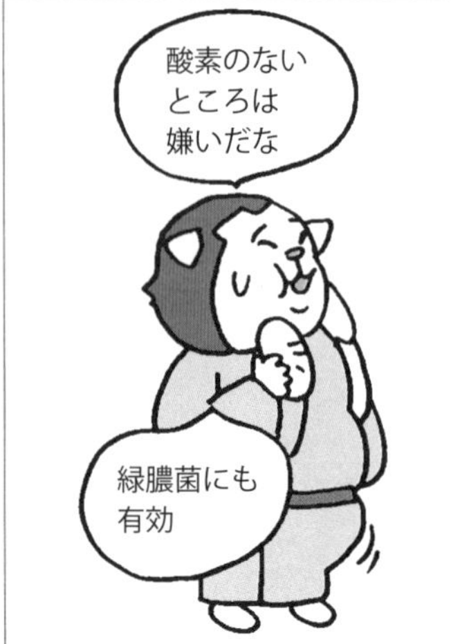

酸素のないところは嫌いだな
緑膿菌にも有効

腎臓形の体をしている「ゲンタ君」（ゲンタマイシン）

やあ、お久しぶりです。最近はなかなかお会いしませんね。何か御用ですか？

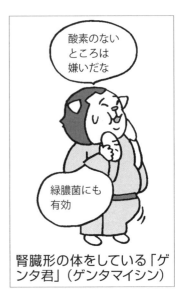

今、いろいろな抗菌薬の仲間たちに質問しているところなんだけど、ゲンタ君もいいかな。

構いませんよ。どうぞ。ちょうどひまにしていました。

ゲンタ君。自分の得意分野について、紹介してもらえるかな。

表6　アミノグリコシド系抗菌薬

	グラム陽性球菌				グラム陰性桿菌			
	腸球菌		MSSA	連鎖球菌*	腸内細菌目		緑膿菌	嫌気性菌
	フェシウム	フェカーリス			PEK	non-PEK		
ゲンタマイシン トブラマイシン								

＊：連鎖球菌属にはA群溶血性連鎖球菌、B群溶血性連鎖球菌、肺炎球菌などが含まれる。

僕の得意分野は何といっても、好気性グラム陰性桿菌をカバーしていることかな。あの緑膿菌にも有効なんだ！でも、嫌気性菌は苦手だよ。

だから、院内肺炎や重症感染症では併用薬として活躍しているんだね。腸球菌（*E.faecalis*）にはペニシリン系抗菌薬との併用でシナジー（相乗効果）を示すから、腸球菌の感染性心内膜炎でも併用薬として使用されることがあるよね。

その通り。ただ、腎毒性・耳毒性があるので長期使用はしない方がいいね。僕の体形が腎臓に似ているので、腎毒性については忘れないかもしれないね。

そうだね。ところで、ゲンタマイシンとトブラマイシンは抗菌スペクトルがほとんど一緒なんだけど、何か相違はあるの？

きわめて似ていますね。あえて相違をいうならば、僕はセラチア属に対してトブラマイシンよりも優れた抗菌活性を示す。一方、トブラマイシンは緑膿菌に対して僕よりも強力だよ。微妙に違うので、よろしく。

ふーん。なるほど。若干違うところはあるんだね。いろいろ、ありがとう。

Point

アミノグリコシド系抗菌薬はグラム陰性桿菌に有効であるが、嫌気性菌には効果が期待できない。

キノロン系抗菌薬（表7）

抗菌薬村のメインストリートを歩いてゆくと、立派な建物がある。表札に「レボフロ様」と「様」がつけて書かれている。自分は貴族の末裔と思っているレボフロキサシンの家だ。少し、お邪魔して話をうかがおう。こんにちは、レボフロ様のご自宅ですか？

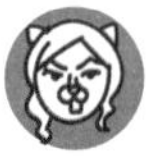

そうじゃ。見かけぬ人だが、何か用かね。どうしたのじゃ。

今、抗菌薬の仲間にいろいろとお話をうかがっているのですが、ご協力していただけますか？

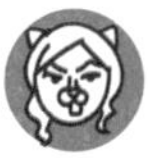

私とほかの抗菌薬を同レベルに取り扱うのかね。失礼な！ 格が違う！ まあ、言葉遣いを気を付けるならば、質問に答えてやってもよいが…

ありがとうございます。この上なく光栄に存じます。いくつか質問いたしますが、キノロン家（系）のなかのレボフロ様の位置付け

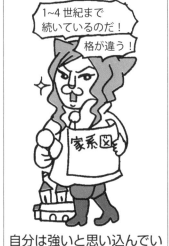

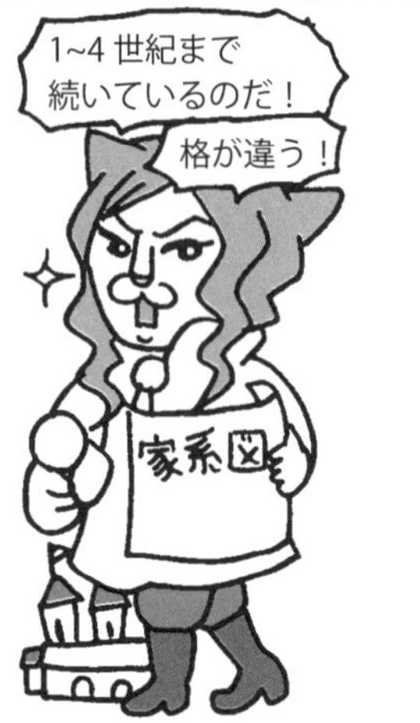
1~4 世紀まで
続いているのだ！
格が違う！
家系図

自分は強いと思い込んでいる貴族風の「レボフロ様」（レボフロキサシン）

表 7　キノロン系抗菌薬

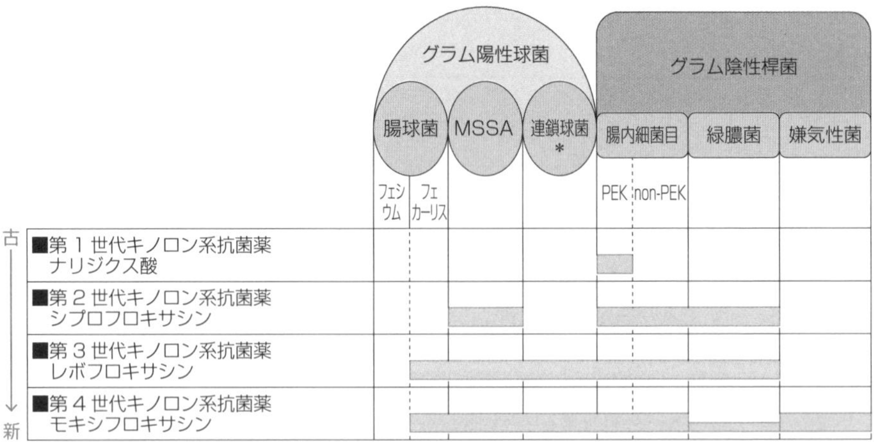

＊：連鎖球菌属には A 群溶血性連鎖球菌、B 群溶血性連鎖球菌、肺炎球菌などが含まれる。

はどうなっているのでしょうか？

キノロン家は代々続く、名家でな。第1～第4世代まであるんだよ。第1世代にはナリジクス酸があり、好気性グラム陰性桿菌（PEKなど）に有効だったが、緑膿菌には効果がなかった。緑膿菌に効果がないというのは名家としては恥ずべきことだったので、第2世代では緑膿菌を含む好気性グラム陰性桿菌をカバーするようになった。第2世代にはシプロフロキサシンがある。そして、第1世代キノロン系を「オールドキノロン」といい、第2世代以降を「ニューキノロン」（用語解説参照）というようになった。

第3世代のレボフロキサシンになると、第2世代に加えて、グラム陽性球菌（連鎖球菌、肺炎球菌など）もカバーするようになり、呼吸器系感染症に使用されるようになった。そのため、第3世代以降を「レスピラトリーキノロン」（用語解説参照）という。ただし、嫌気性菌には効果はない。

第4世代のモキシフロキサシンでは第3世代の抗菌スペクトルに加えて、嫌気性菌もカバーするようになった。ただし、モキシフロキサシンの緑膿菌に対する抗菌活性は低くなったがね。

このように1つの世代で反省点がみつかると、それに対応するように次世代では抗菌スペクトルを拡大していったのだ。これがキノロン家の強みといえる。

確かに、キノロン家は第1から第4世代に向かって、段階的に抗菌スペクトルを拡大するところが美しくもありますね。ところで、キノロン家と結核とは切っても切れない関係があったのではないでしょうか？ そこのところを解説してもらえますか？

う～～ん。最も、触れてほしくないところを聞くんじゃな。避けては通れないところじゃから、答えてやろう。

肺炎の治療で頻繁に使用されるレスピラトリーキノロンは、結核にも効果がある。そのため、診断されていない肺結核が誤ってレスピラトリーキノロンで治療されると、一時的に症状が改善され、結核が隠蔽されてしまう。ここが最も危惧されるところだ。さらに、レスピラトリーキノロン単独で結核を治療すると、耐性菌を生み出す可能性もある。だから、レスピラトリーキノロンを処方する場合は、結核を除外してほしい。結核をまったく考慮せずに、処方するというのはぜひとも止めてもらいたい。

とても重要なことを教えていただきました。ありがとうございました。

Point

第２世代以降のキノロン系抗菌薬は緑膿菌に有効であり、第３世代以降ではグラム陽性球菌にも効果がある。そして、第４世代では嫌気性菌にも有効となった。

テトラサイクリン系抗菌薬（表8）

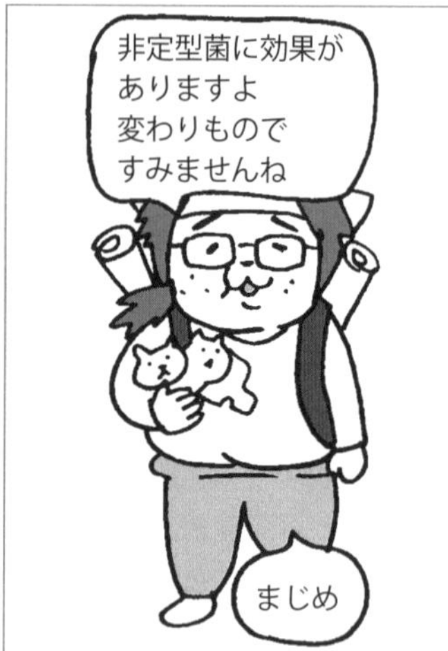
非定型菌に効果が
ありますよ
変わりもので
すみませんね
まじめ
変わりもののミノ君（ミノサイクリン）

あちらの方から、変わりものの「ミノ君」がやってくる。ここでミノ君に話を聞いてみたいと思う。ミノく～～ん。こちらに来れるかな～～～。

やあ。お久しぶりです。何か用ですか？ 今日はひまですよ。

君は変わりもので有名なんだけど。少し話を聞いてもいいかな。

変わりものというのは、β-ラクタム系抗菌薬（用語解説参照）が無効の非定型菌（用語解説参照）

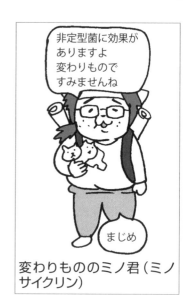

表８　テトラサイクリン系抗菌薬

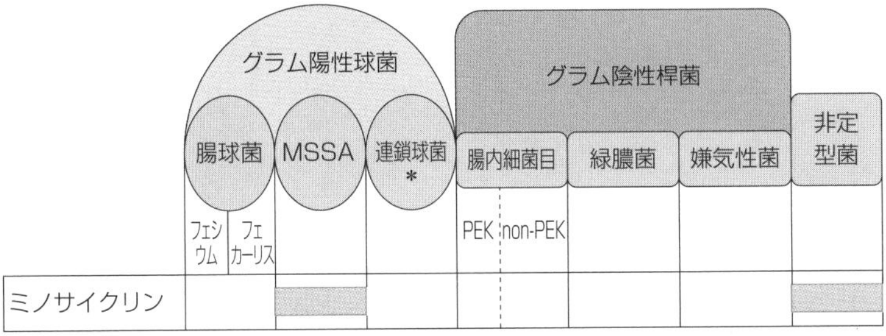

＊：連鎖球菌属には A 群溶血性連鎖球菌、B 群溶血性連鎖球菌、肺炎球菌などが含まれる。

に有効だからですか？

そうそう。非定型菌に効果があるから、変わりものといわれているんだよ。ただ、MSSA にも有効だったね。

そうです。それに加えて、市中感染の MRSA（メチシリン耐性黄色ブドウ球菌）にも効果があることが多いですよ。

そうなんだ。
ところで、ミノ君の得意技は何かな？

肝代謝されるので、腎機能障害患者でも減量不要というのが得意技です。ただし、消化器症状があるので、食事と一緒に内服してくださいね。また、歯牙の黄染、エナメル質形成不全ゆえに、妊婦と 8 歳未満には投与しないようにお願いします。

了解。いつもありがとう。
これからもよろしく。

Point

ミノサイクリンは非定型菌に抗菌活性を示す。さらに、MSSA にも有効である。

マクロライド系抗菌薬（表9）

マクロライド系抗菌薬としては、アジスロマイシンとクラリスロマイシンがよく利用されている。これらの抗菌薬も非定型菌に効果があることから、変わりものの仲間である。人間でもゲテモノ好きがいて、昆虫や蛇などを喜んで食べることがあるけど、マクロライド系抗菌薬はそれに似ている。ちょうどここに、ゲテモノを食べているアジスロ君がいるぞ。アジスロ君、こんにちは。何を食べているのですか？

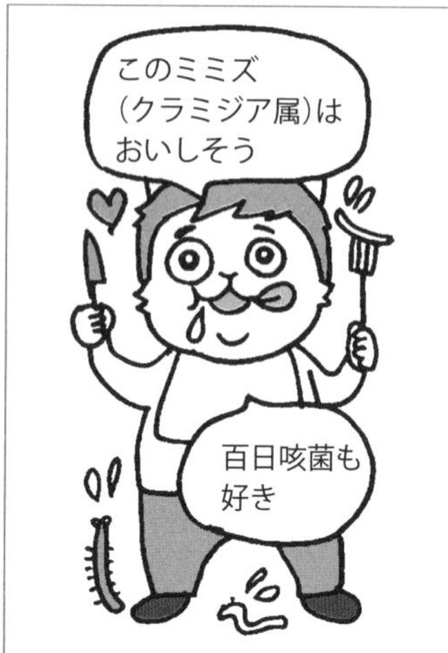
このミミズ（クラミジア属）はおいしそう
百日咳菌も好き
ゲテモノ好きのアジスロ君（アジスロマイシン）

大好物のクラミジア属を食べているところです。性器クラミジア感染症の治療にはアジスロマイシンの1回内服が有効なところから分かるように、クラミジア属の退治が得意なんです。

表9　マクロライド系抗菌薬

	グラム陽性球菌				グラム陰性桿菌				
	腸球菌		MSSA	連鎖球菌*	腸内細菌目		緑膿菌	嫌気性菌	非定型菌
	フェシウム	フェカーリス			PEK	non-PEK			
■14員環マクロライド系抗菌薬 クラリスロマイシン									
■15員環マクロライド系抗菌薬 アジスロマイシン									

*：連鎖球菌属にはA群溶血性連鎖球菌、B群溶血性連鎖球菌、肺炎球菌などが含まれる。

そうだね。確か、君は非定型菌に有効だったね。そのほかに、百日咳菌にも効果があったんじゃなかったかな。

その通りです。百日咳菌も僕の大好物です。また、腎機能が低下している人でも用量の調節が不要なので重宝がられています。

腎機能が低下していても、用量を考えなくてもいいというのは処方しやすいね。ただ、薬剤相互作用に注意しなければならないという噂があるけど…

その通りです。マクロライド系抗菌薬は肝臓のチトクローム P450（用語解説参照）で代謝されます。そのため、チトクローム P450 で代謝されるほかの薬剤の代謝に影響を与えてしまうからです。

そうだね。重大な副作用として QT 延長もあったんじゃないのかな。どうかな？

その通りです。QT 延長という心臓への副作用もあるので、もともと QT 延長させるような薬剤との併用によって、QT 間隔がより長くなる場合があります。QT 延長が起こると、心室頻拍や心室細動のリスクが高まり、重篤な心臓疾患や突然死の原因となることがあるので注意深い対応が必要です。

ありがとう。残りのクラミジア属も残らず食べていってね。また、会いましょう！

Point

マクロライド系抗菌薬は非定型菌に抗菌活性を示す。

リンコマイシン系抗菌薬（表 10）

クリンダ君、こんにちは。いきなりの質問で申し訳ないけど、どうして君は影武者といわれているのかな？

単刀直入の質問をありがとうございます。β-ラクタム系アレルギーの患者でセファゾリンの代替薬として使用されているからです。すなわち、“セファゾリン”の影武者ということです。

確かに、手術前の予防抗菌薬としてセファゾリンを使用することが多いけど、アレルギーのときにはクリンダ君を使用することがあるね。だから、影武者といわれているんだ。

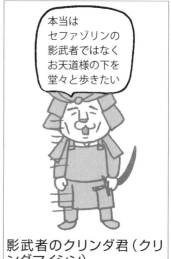

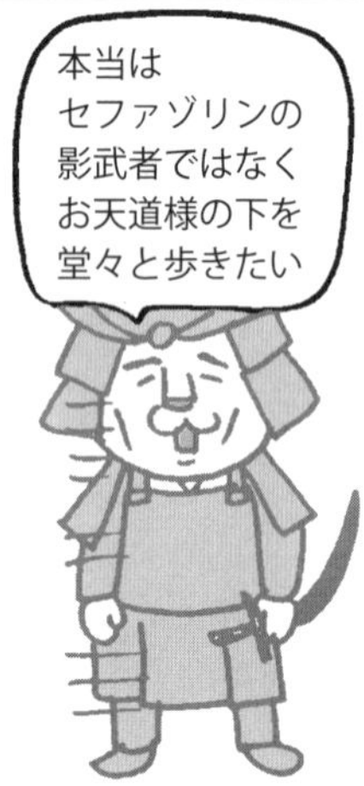

本当は
セファゾリンの
影武者ではなく
お天道様の下を
堂々と歩きたい

影武者のクリンダ君（クリンダマイシン）

僕はグラム陽性球菌（腸球菌を除く）に有効だから、セファゾリンの影武者として重宝がられています。でも、グラム陰性桿菌には抗菌活性がほとんどありません。本当は、影武者などではなく、お天道様の下を堂々と歩きたいと思っています。そのため、劇症型溶血性連鎖球菌感染症ではベンジルペニシリンやアンピシリンと併用しながら、連鎖球菌の毒素産生を抑制するという役割を担っています。また、大量の連鎖球菌が繁殖

表 10　リンコマイシン系抗菌薬

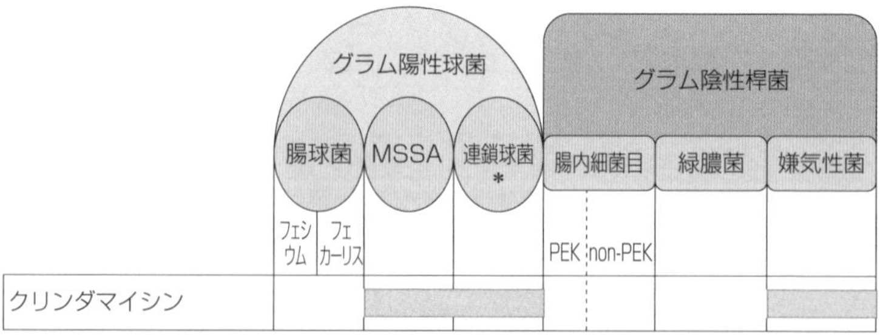

＊：連鎖球菌属には A 群溶血性連鎖球菌、B 群溶血性連鎖球菌、肺炎球菌などが含まれる。
嫌気性菌であるバクテロイデス属の一部ではクリンダマイシンの効果が期待できないことがある。

していると きにはペニシリンの効果が低下するので、そのときにも頑張っています。

そうだね。確かに、劇症型溶血性連鎖球菌感染症ではクリンダ君を併用しているね。別件だけど、クリンダ君の急速静注が心停止を引き起こす可能性があると聞いたことがあるけど本当かな。重大な副作用だけど…

その通りです。いくつかの症例報告があるので、急速に静脈注射することは避けてください。ですから、希釈後に30分～1時間かけて点滴静注してほしいです。

やはり、そうなんだ。気を付けなければならないね。ところで、クリンダ君は嫌気性菌に強いと聞いているけど、実のところはどうなんだい？

バクテロイデス属への信頼性は低いので、嫌気性菌による腹腔内感染症にはメトロニダゾールを使用してもらいたいです。

ありがとう。
みんなに伝えておくね！

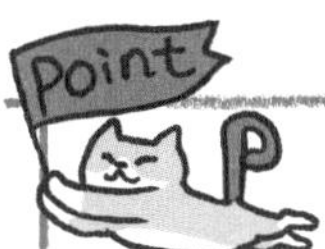

クリンダマイシンはMSSAや連鎖球菌に有効であり、β-ラクタム系アレルギーの患者へのセファゾリンの代替薬として使用されることが多い。急速静注すると、心停止を引き起こすことがある。

ニトロイミダゾール系抗菌薬（表11）

モグラは光を避けるために地下にすみ、地中で活動している。抗菌薬にも「酸素の不足しているところが好きな細菌」に有効なグループがいる。その代表がメトロニダゾール、すなわち、メトロ嬢だ。

ぜひとも、彼女の話をうかがいたい。ちょうど、酸素の不足していそうな部屋からメトロ嬢がでてきた。お～い、メトロさん！今、時間はある？

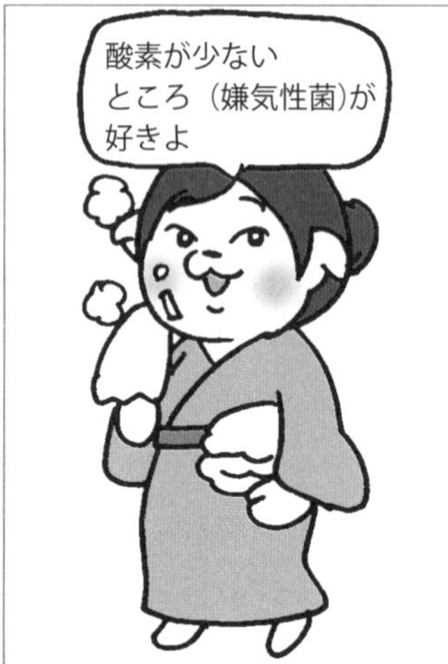

酸素の少ないところが好きなメトロ嬢（メトロニダゾール）

はい。大丈夫です。とにかく、酸素が不足している部屋は健康にいいですね。お肌がつやつやしてきました。あとで、もう一度、あの部屋に入ろうと思います。ところで、何ですか？

あなたは嫌気性菌に有効で、その代表でもあるバクテロイデス属には、とても有効だそうだね。

その通りです。バクテロイデス属の耐性化はほとんどありません。また、内服薬のバイオアベイラビリティ（用語解説参照）が高いので内服薬でも結構頑張れます。

嫌気性菌に加えて、クロストリディオイデス・ディフィシル（*Clostridioides difficile*）感染症の非重症例の第一選択薬にもなってるね。

表 11　ニトロイミダゾール系抗菌薬

	グラム陽性球菌				グラム陰性桿菌			
	腸球菌		MSSA	連鎖球菌＊	腸内細菌目		緑膿菌	嫌気性菌
	フェシウム	フェカーリス			PEK	non-PEK		
メトロニダゾール								■

＊：連鎖球菌属には A 群溶血性連鎖球菌、B 群溶血性連鎖球菌、肺炎球菌などが含まれる。

その通りです。ただ、重症のクロストリディオイデス・ディフィシル感染症ではバンコマイシンやフィダキソマイシンがお勧めです[1]。

確か、高用量や長期投与で神経毒性があるんだったよね。ぜひ教えてほしい。

よくご存じですね。末梢神経障害、錯乱、めまいなどがみられたら、投与をやめてください。また、飲酒も禁止です。メトロニダゾールとアルコールを一緒に飲んではだめです。ジスルフィラム様反応（用語解説参照）を引き起こすことがあるからです。

忠告ありがとう。
気を付けるようにしますね。

Point

メトロニダゾールは嫌気性菌用の抗菌薬である。本剤を使用したら、アルコールは避ける。

ホスホマイシン系抗菌薬（表12）

抗菌薬の“不思議ちゃん”といえば、ホスホマイシンですね。重症感染症には使用しにくいけれど、思わぬときに役立つといった抗菌薬です。ここで、ホスホ君に登場していただきましょう。どうぞ！

やあ、こんにちは。ホスホマイシンです。「ホスホ君」と呼んでいただいて結構です。

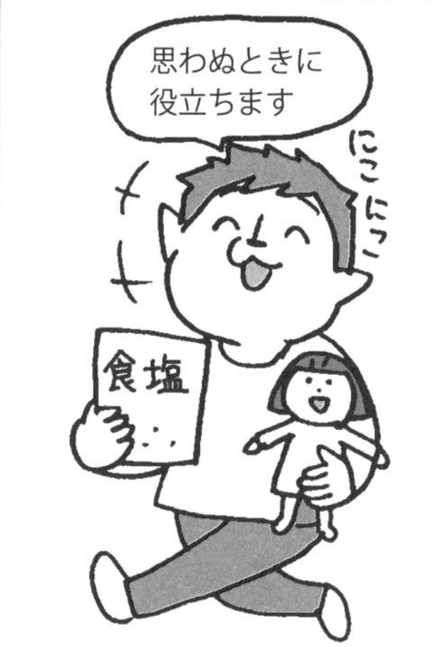

“不思議ちゃん”のホスホ君
（ホスホマイシン）

表 12　ホスホマイシン系抗菌薬

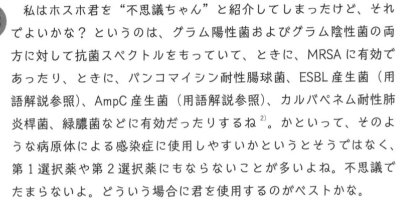

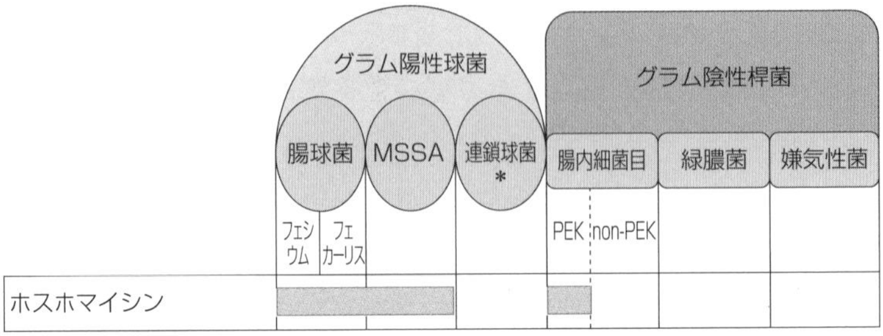

*：連鎖球菌属にはA群溶血性連鎖球菌、B群溶血性連鎖球菌、肺炎球菌などが含まれる。

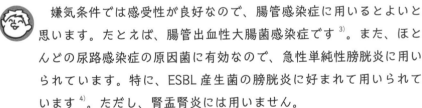

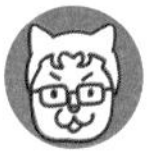

私はホスホ君を“不思議ちゃん”と紹介してしまったけど、それでよいかな？　というのは、グラム陽性菌およびグラム陰性菌の両方に対して抗菌スペクトルをもっていて、ときに、MRSAに有効であったり、ときに、バンコマイシン耐性腸球菌、ESBL産生菌（用語解説参照）、AmpC産生菌（用語解説参照）、カルバペネム耐性肺炎桿菌、緑膿菌などに有効だったりするね[2)]。かといって、そのような病原体による感染症に使用しやすいかというとそうではなく、第1選択薬や第2選択薬にもならないことが多いよね。不思議でたまらないよ。どういう場合に君を使用するのがベストかな。

嫌気条件では感受性が良好なので、腸管感染症に用いるとよいと思います。たとえば、腸管出血性大腸菌感染症です[3)]。また、ほとんどの尿路感染症の原因菌に有効なので、急性単純性膀胱炎に用いられています。特に、ESBL産生菌の膀胱炎に好まれて用いられています[4)]。ただし、腎盂腎炎には用いません。

そうだね。腸管感染症と膀胱炎というのがターゲットかもしれないね。抗菌スペクトルが広いから、WHOは温存すべき抗菌薬の1つにあげているよ[2)]。

Point

ホスホマイシンは重症感染症には使用しない。腸管出血性大腸菌感染症やESBL産生菌による急性単純性膀胱炎に使用されることがある。

抗MRSA薬（表13）

抗MRSA薬の代表はバンコ君とテイコさんです。お二人とも紫色が大好きです。細菌をグラム染色すると、グラム陽性菌は紫色に染まるからです。バンコ君とテイコさんはグラム陽性菌であれば何でも有効とのことです。バンコ君とテイコさん、自己紹介をお願いします。

ご紹介ありがとうございます。ただいま紹介していただいたように、私たちはグラム陽性菌（球菌および桿菌）であれば、好気性・嫌気性に関係なく抗菌活性を示すことができます。そのため、MRSA、コアグラーゼ陰性ブドウ球菌、肺炎球菌（ペニシリン耐性肺炎球菌を含む）、腸球菌、バチルス属などに有効です。また、β-ラクタム系アレルギーの患者でのグラム陽性球菌による感染症の治療で用いられることもあります。

お二人の半減期はかなり違うと思うけど…。
どうですか？

そうです。バンコ君の血中半減期は、約6～12時間です。そして、テイコさんの血中半減期は、約40～60時間です。

確か、バンコ君は点滴速度が速いと「バンコマイシン注入反応」（用語解説参照）を引き起こすことあったよね。

その通りです。上半身の紅潮、紅斑、掻痒感などがみられることがあります。過去には「レッドマン症候群」と呼んでいたことがあ

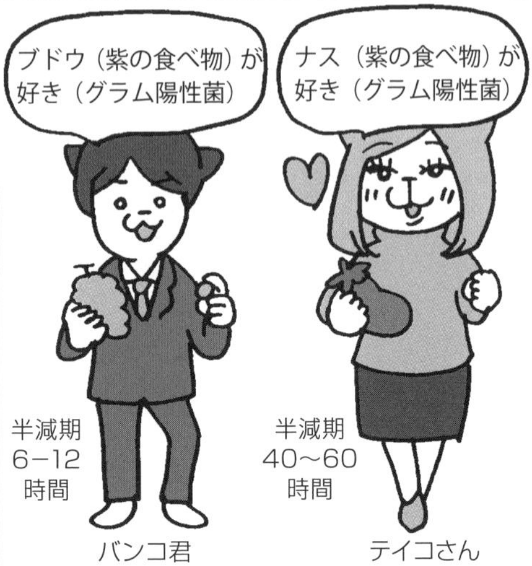
ブドウ（紫の食べ物）が
好き（グラム陽性菌）
ナス（紫の食べ物）が
好き（グラム陽性菌）
半減期
6−12
時間
半減期
40〜60
時間
バンコ君
テイコさん

紫色が大好きなバンコ君（左）（バンコマイシン）とテイコさん（右）（テイコプラニン）

表13　抗MRSA薬

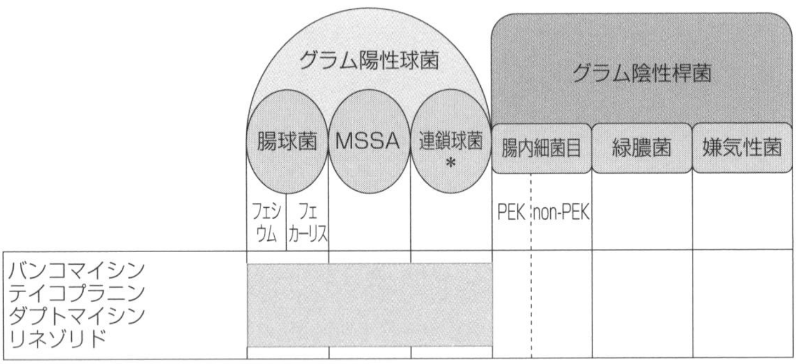

＊：連鎖球菌属には A 群溶血性連鎖球菌、B 群溶血性連鎖球菌、肺炎球菌などが含まれる。

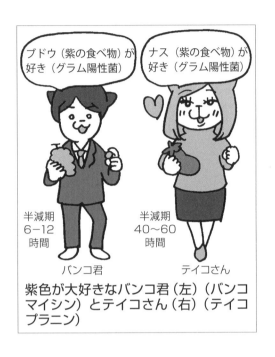

りますが、人種や肌の色に基づく差別用語ではないかということで、現在は使用されない用語となっています[5)]。僕を 10mg/ 分以下のスピードで点滴していただければ問題ないと思います。

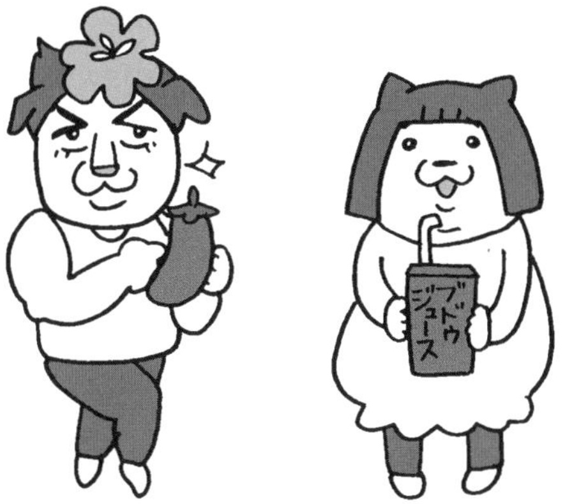

なす（グラム陽性菌）が好きで筋肉質（横紋筋融解症）なダプト君（ダプトマイシン）

ブドウジュース（グラム陽性菌）が好きで包容力（組織移行性）のあるリネちゃん（リネゾリド）

ところで、バンコ君もテイコさんも、あのMRSAですら抗菌活性があるので、MSSAなんか簡単に殺滅できるよね。だから、MSSAの治療薬としても活用してもいいんじゃないかな？

とんでもない。MSSAについては、セファゾリンのほうが殺菌効果が強いので、ぜひともそちらを利用してほしいと思います。

抗MRSA薬には「ダプト君（ダプトマイシン）」と「リネちゃん（リネゾリド）」がいるけど、彼らについてのお話もしてもらえますか？

いいですよ。彼らの噂をすると、彼らがくしゃみをするのじゃないかと心配にはなるけどね。まず、ダプト君の優れたところは、腎排泄型であるにもかかわらず、軽～中等症までの腎機能障害の患者には用量の調整が必要ないというところかな。もちろん、重度の腎機能障害では隔日投与などが必要となるけどね。

そうなんだ。ダプト君は腎機能が少し低下している患者でも投与しやすいということだね。それ以外には何かあるかな？

ただ、ダプト君は横紋筋融解症という副作用があるので、定期的にCPK（クレアチンフォスフォキナーゼ）を測定し、CPKが正常値の5倍を超えたら中止しなければならないよ。もう一つの弱点としては肺胞のサーファクタントで不活化されるので肺炎では使用できないことかな？

そうか。それは重大な問題として知っておかなければならないね。それではリネちゃんについてはどうかな。

リネちゃんはすごいよ。肝機能障害や腎機能障害のある患者でもまったく減量することなく投与できるんだ。そして、組織移行性も抜群だよ。さらに、内服薬のバイオアベイラビリティも抜群なところもすごい。

いいところばかりじゃないか。弱点はないのかな。

やっぱり、弱点はあるよ。リネちゃんを2週間以上投与すると、血小板が減少したり貧血になることがあるので、定期的な検査が必要だよ。また、ほかの抗MRSA薬はすべて殺菌性だけど、リネちゃんだけは静菌性だよ。

ご協力ありがとう。
とても勉強になったよ。

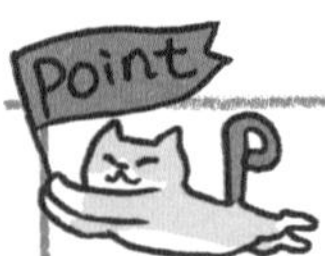

抗MRSA薬はグラム陽性菌であれば、球菌・桿菌、好気性・嫌気性に関係なく抗菌活性を示す。リネゾリド以外の抗MRSA薬は殺菌性である。

そのほかの抗菌薬（表 14）

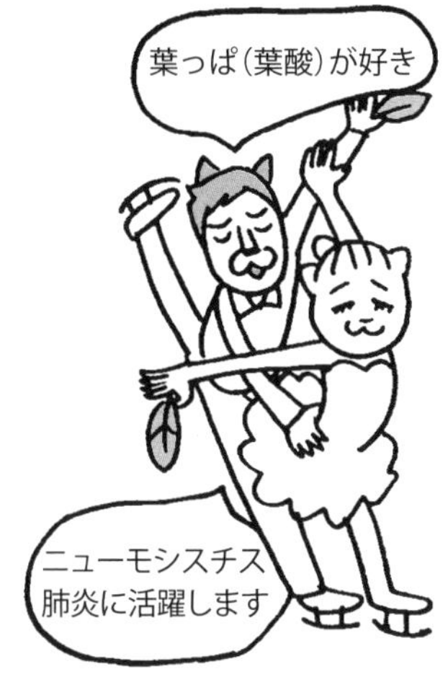
葉っぱ（葉酸）が好き
ニューモシスチス肺炎に活躍します

いつも息の合った仕事をしているＳ君（スルファメトキサゾール）とＴさん（トリメトプリム）の合同チームである「ST 合剤」

フィギュアスケートのペアとアイスダンスは、息がぴったり合わないと実力が出せません。抗菌薬にも息をぴったり合わせた２人組があり、それはスルファメトキサゾールとトリメトプリムのペアの ST 合剤です。その息のぴったり合ったお二人の話を聞きたいと思います。お二人はいつも一緒に活躍していますが、得意技は何ですか？

最も得意な技はニューモシスチス・イロベチイ（*Pneumocystis jirovecii*，ニューモシスチス肺炎の原因病原体）を殺滅することです。HIV 感染者やがん患者で問題となる感染症ですが、私たちを予防投与したり治療投与することによって対応できます。

そうですね。ニューモシスチス肺炎というと、あなた方を思い出します。ただ、HIV 感染者では発熱や皮疹などの副作用が多い感じがします。そのほかにも対応できる病原体はありますでしょうか。

はい。ステノトロホモナス・マルトフィリア（*Stenotrophomonas maltophilia*，日和見性のグラム陰性桿菌）、バークホルデリア・セパシア（*Burkholderia cepacia*，日和見性のグラム陰性桿菌）、ノカルジア属（日和見性のグラム陽性桿菌）に有効です。MRSA にも有効ですが、菌血症などの重症感染症には使用しません。

確かに、MRSA に有効な数少ない内服薬ということは有名ですね。ところで、お二人はどのようにして機能しているのですか？

表 14　ST 合剤

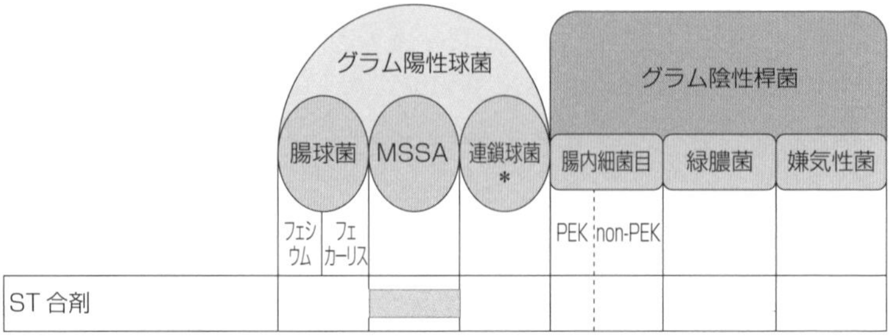

ST 合剤は下記の病原体にも有効である。
・グラム陽性球菌：MRSA
・グラム陰性桿菌：ステノトロホモナス・マルトフィリア (*Stenotrophomonas maltophilia*)
　バークホルデリア・セパシア (*Burkholderia cepacia*)
・グラム陽性桿菌：ノカルジア属
＊：連鎖球菌属には A 群溶血性連鎖球菌、B 群溶血性連鎖球菌、肺炎球菌などが含まれる。

　私たちは細菌が行う葉酸の合成と葉酸の活性化を阻害し、増殖を抑えることで抗菌作用を得ています。

　そうなんですね。葉っぱがお好きといったイメージですね。いつも仲が良いようなんですが、合剤でのお二人の配分は同程度なのでしょうか？

　いえいえ、同程度ではありません。「S：T ＝ 5：1」の割合になっています。たとえば、「スルファメトキサゾール 400mg ＋トリメトプリム 80mg」ということです。そのため、投与量を計算するときには、トリメトプリムをベースに換算します。

　そうなんだ。同量の合剤と思っていました。貴重な情報をありがとうございます。これからも仲よく頑張ってください。

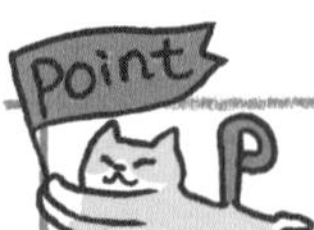

ST 合剤はニューモシスチス肺炎の治療薬として用いられる。また、MRSA にも抗菌活性を示す。

〈文献〉

1） 日本化学療法学会ほか．*Clostridioides difficile* 感染症診療ガイドライン 2022．日本化学療法学会雑誌．71（1），2023，1-90.
2） WHO．The WHO AWaRe (Access, Watch, Reserve) antibiotic book – Infographics. https://www.who.int/publications/i/item/WHO-MHP-HPS-EML-2022.02
3） 厚生労働省．腸管出血性大腸菌Ｑ＆Ａ．https://www.mhlw.go.jp/stf/seisakunitsuite/bunya/0000177609.html
4） Rodríguez-Baño J, et al. Community infections caused by extended-spectrum beta-lactamase-producing Escherichia coli. Arch Intern Med. 168（17），2008，1897-902.
5） Alvarez-Arango S, et al. Vancomycin Infusion Reaction - Moving beyond “Red Man Syndrome”. N Engl J Med. 384（14），2021，1283-6.

第3章

抗菌薬が語る「知っててほしい！ 特徴」と「皆に伝えたい！ 重要ポイント」

1. ペニシリン系抗菌薬

ベンジルペニシリン（PCG）：古典的ペニシリン

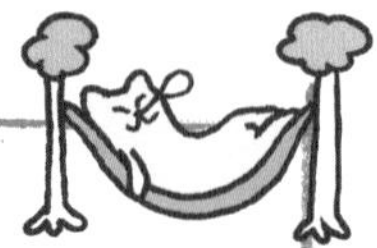

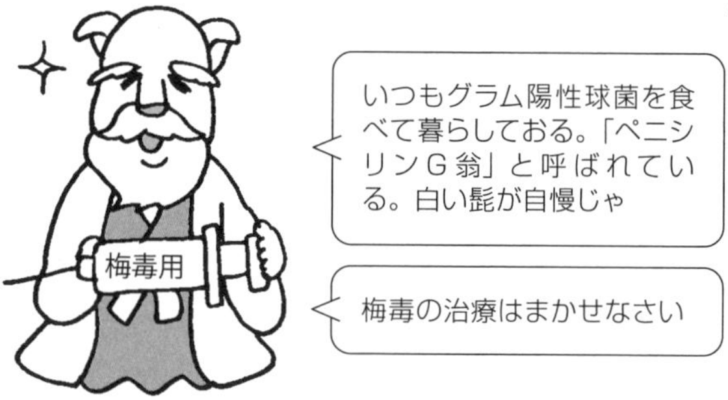

梅毒用
いつもグラム陽性球菌を食べて暮らしておる。「ペニシリンG翁」と呼ばれている。白い髭が自慢じゃ
梅毒の治療はまかせなさい

知っててほしい！ 特徴

わし（PCG）はポーリン孔（用語解説参照）に対する勉強が不十分だったため、そこを透過する能力が低く、グラム陰性桿菌に対して抗菌活性がないことが反省点じゃ。そのため、グラム陽性球菌（腸球菌［*E.faecalis*］、連鎖球菌、肺炎球菌など）をターゲットとして抗菌活性を示すこととした。実際、これらの細菌には現在も現役のように活躍しておる。ただし、腸球菌［*E.faecalis*］には静菌的に作用するので、重症感染症ではゲンタマイシン（GM）と併用してほしい。
MSSA はグラム陽性球菌なのだが、わしが苦手とするβ- ラクタマーゼを産生することが多いので、ほとんど利用されていない。
もう一つの特徴としては半減期が 30 分程度と短時間であることじゃ。そのため、点滴するときには、1 日 6 回ほどの投与が必要となり、スタッフの方々にはお手数をおかけしている。

皆に伝えたい！ 重要ポイント

最近、脚光を浴びているのがベンジルペニシリン持続性筋注製剤（商品名：ステルイズ® 水性懸濁筋注）じゃ。これまでは梅毒の治療としては、アモキシシリン（AMPC）を1〜3ヵ月服用していたものが、早期梅毒（第1・2期梅毒および早期潜伏梅毒）であれば、単回の筋肉内注射で治療できるようになった。後期梅毒（第3期梅毒および後期潜伏梅毒）では週に1回、計3回の筋肉注射で治療を完了できる。すなわち、ほとんどの梅毒患者が1回の受診のみで治療を終了できることから、治療の脱落がなくなった。今後のわしの生きる道は梅毒治療なのかもしれん。

グラム陽性桿菌のリステリア属にも抗菌活性があることは、知られざる実力として知っておいてほしい。また、グラム陽性の嫌気性菌であるアクチノマイセス属、アクネ菌（*Propionibacterium acnes*）、ペプトストレプトコッカス属、クロストリジウム属（ディフィシル菌は除く）にも有効じゃ。このようなニッチな分野にも進出できればと思っておる。

矢野先生のスペシャルポイント

〈梅毒抗体検査〉

梅毒抗体検査には「梅毒トレポネーマ（*Treponema pallidum*）を抗原とするトレポネーマ検査」と「梅毒トレポネーマの感染により放出されるカルジオリピンなどを抗原とする非トレポネーマ（類脂質抗原）検査」があります。前者にはTPHA法、FTA-ABS法、TPLA法などがあり、現在は自動検査機器を用いた自動化法によるTPLA法が普及しています。後者ではRPR法が代表的な検査法であり、これも自動化法で検査されます。通常、トレポネーマ検査（+）非トレポネーマ（類脂質抗原）検査（+）であれば梅毒と診断されます。トレポネーマ検査（+）非トレポネーマ（類脂質抗原）検査（-）は感染の既往、トレポネーマ検査（-）非トレポネーマ（類脂質抗原）検査（+）は生物学的偽陽性（まれに感染初期）、トレポネーマ検査（-）非トレポネーマ（類脂質抗原）検査（-）ではほとんどが非梅毒（まれに感染初期）です。ペニシリンによる治療後の治癒判定には非トレポネーマ（類脂質抗原）検査での値の低下が参考にされています。トレポネーマ検査は治療しても、その値が低下しないことがあるので治癒判定には用いられません。

アンピシリン（ABPC）とアモキシシリン（AMPC）：広域ペニシリン

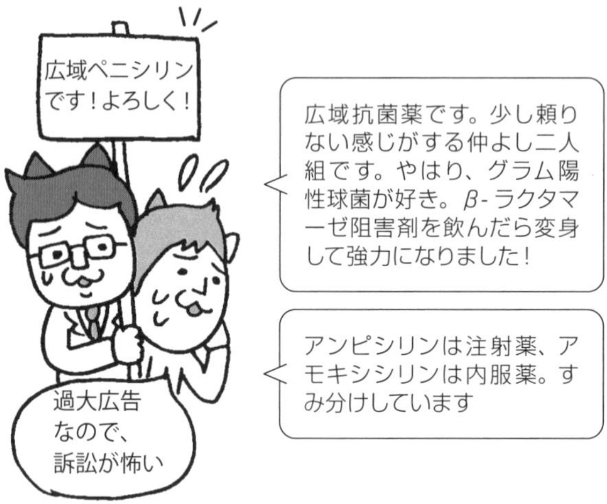

広域ペニシリンです！よろしく！
広域抗菌薬です。少し頼りない感じがする仲よし二人組です。やはり、グラム陽性球菌が好き。β-ラクタマーゼ阻害剤を飲んだら変身して強力になりました！
アンピシリンは注射薬、アモキシシリンは内服薬。すみ分けしています
過大広告なので、訴訟が怖い

知っててほしい！ 特徴

僕たち（ABPCとAMPC）はペニシリン翁（PCG）と異なり、グラム陰性菌のポーリン孔を通過できます。そのため、グラム陰性桿菌にも効果が期待され、広域ペニシリンなどといわれることに胡坐（あぐら）をかいてしまっていました。というのは、β-ラクタマーゼによって失活してしまうからです。グラム陰性桿菌はβ-ラクタマーゼを産生することが多いので、僕たちは役に立たないことが多いのです。そのようなことから、「広域ペニシリンとして宣伝するのは不当景品類及び不当表示防止法（昭和37年法律第134号）に引っかかるのではないか？」などといわれることがあります。逮捕されないかと心配しているところです。
僕たち（ABPCとAMPC）は同一の抗菌スペクトルをもっていますが、アモキシシリン（AMPC）を経口投与するとアンピシリン（ABPC）よりも腸からよりよく吸収され、より高い血中濃度と尿中濃度が得られます。そのため、注射薬にはアンピシリン（ABPC）、内服薬にはアモキシシリン（AMPC）が使用されています。よく似た薬剤が注射剤と経口剤となっていることで、臨床現場を混乱させているのではないかと反省しています。

皆に伝えたい！ 重要ポイント

「広域ペニシリンというのは看板倒れだ」という批判が相次いだため、それについてはお詫びいたします。しかし、*β*-ラクタマーゼに破壊されなければよいことに気付きました。そのため、*β*-ラクタマーゼ阻害剤（スルバクタムやクラブラン酸）との合剤となることによって、大きく変身したことをここに宣言したいと思います。それは、アンピシリンとスルバクタムの合剤（ABPC/SBT）およびアモキシシリンとクラブラン酸の合剤（AMPC/CVA）です。前者は注射剤であり、後者は内服剤です。
アンピシリン / スルバクタムはスルバクタムのおかげで、MSSA および*β*-ラクタマーゼを産生するインフルエンザ菌、一部の腸内細菌目細菌、嫌気性菌（バクテロイデス・フラジリス［*Bacteroides fragilis*］など）に有効となりました。ただし、腹腔内感染症における腸内細菌目細菌と *B. fragilis* でアンピシリン / スルバクタムに対する耐性が増加しているので、腹腔内感染症にはあまり有用ではないことは付け加えておきたいです。
スルバクタム成分は、アシネトバクター・バウマニ（*Acinetobacter baumannii*）に対して抗菌活性があります。これはいざというときの奥の手で活用できる知識です。
アモキシシリン / クラブラン酸（AMPC/CVA）もまた、クラブラン酸のおかげで、MSSA やインフルエンザ菌に抗菌活性をもつことができました。通常、下気道感染症、咬傷、尿路感染症の経口抗菌薬として使用されています。

ピペラシリン（PIPC）：抗緑膿菌ペニシリン

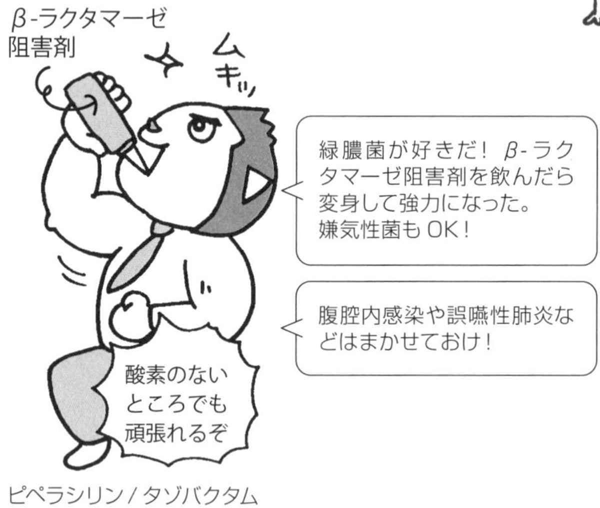
β-ラクタマーゼ
阻害剤
ムキッ
緑膿菌が好きだ！ β-ラクタマーゼ阻害剤を飲んだら変身して強力になった。嫌気性菌もOK！
腹腔内感染や誤嚥性肺炎などはまかせておけ！
酸素のないところでも頑張れるぞ
ピペラシリン／タゾバクタム

知っててほしい！ 特徴

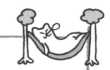

僕（PIPC）はアンピシリン（ABPC）の親戚（誘導体）であり、グラム陰性桿菌（腸内細菌目細菌や緑膿菌など）に抗菌活性があります。しかし、重症緑膿菌感染症を治療するために僕を単剤で使用すると、治療効果が不十分になることがあり、それについて反省しているところです。

皆に伝えたい！ 重要ポイント

β-ラクタマーゼに弱いので、*β*-ラクタマーゼ阻害剤のタゾバクタムとの配合剤のピペラシリン／タゾバクタム（PIPC/TAZ）として活動することにしました。配合剤になることによって、抗菌活性を強化したのみでなく、抗菌スペクトルを拡張することができ、MSSA、腸内細菌目細菌、インフルエンザ菌、嫌気性菌（*B. fragilis* を含む）にも強力な抗菌活性をもつことができました。今後は、腹腔内感染、誤嚥性肺炎、深部皮下感染症など、嫌気性菌が関与していそうな感染症に対する抗菌薬として活躍したいです。

2. セフェム系抗菌薬

セファゾリン（CEZ）：第1世代セフェム系抗菌薬

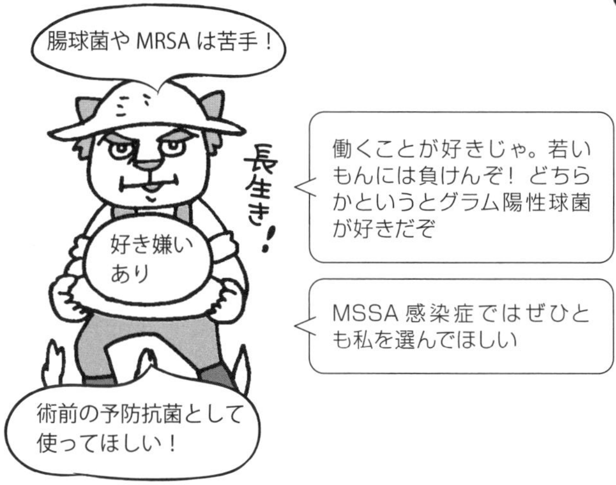
腸球菌や MRSA は苦手！
長生き！
好き嫌いあり
働くことが好きじゃ。若いもんには負けんぞ！ どちらかというとグラム陽性球菌が好きだぞ
MSSA 感染症ではぜひとも私を選んでほしい
術前の予防抗菌として使ってほしい！

知っててほしい！ 特徴

好き嫌いが激しいことが私（CEZ）の反省点かもしれん。ほとんどのグラム陽性球菌（MSSA を含む）は大好物なので、おいしくいただいているが、腸球菌や MRSA はまずいので食べられん。だから、これらの感染症に私を使用することは止めてほしい。グラム陰性桿菌については好き嫌いがもっと激しく、PEK（プロテウス・ミラビリス、大腸菌、肺炎桿菌）だけを食べることにしている。そのほかのグラム陰性桿菌については見向きもしたくない。

皆に伝えたい！ 重要ポイント

好き嫌いをなくすつもりはない。これだけははっきりと言っておく。これからも人生（薬生）を楽しみたいからな。特に、手術前の予防抗菌薬として使用してもらえば、うれしいと思っておる。私（CEZ）が嫌いな嫌気性菌が関与していない手術であれば、私のみを使用してほしい。大腸手術、婦人科手術などでは嫌気性菌がかなり関与しているので、決して私（CEZ）を使用するでない。くどいようだが、好き嫌いをなくすつもりはないからな…

セフメタゾール（CMZ）：第 2 世代セフェム系抗菌薬

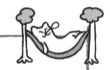

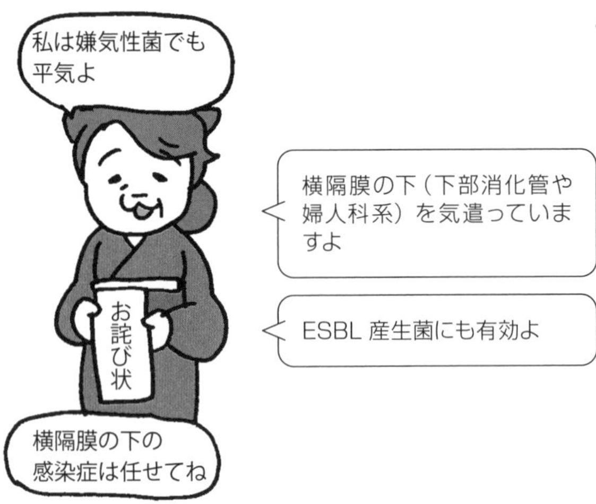
私は嫌気性菌でも平気よ
横隔膜の下（下部消化管や婦人科系）を気遣っていますよ
お詫び状
ESBL 産生菌にも有効よ
横隔膜の下の感染症は任せてね

知っててほしい！ 特徴

私（CMZ）はセファマイシン系抗菌薬であり、セファロスポリン系抗菌薬ではありません。これに関連して、お詫びしなければなりません（反省）。私たちセファマイシン系抗菌薬のおかげで、セファロスポリン系抗菌薬の第 1～第 4 世代の分類が混乱したからです。私を第 2 世代セファロスポリン系抗菌薬に位置付けることが難しいことから、“第 2 世代セフェム系” になりました。本来は第 1～第 4 世代はセファロスポリン系での位置付けの表記なのですが、そこに無理やりセファマイシン系を組み込んでもらい、第 1～第 4 世代セフェム系になりました[1)]。

皆に伝えたい！ 重要ポイント

私が第 2 世代セフェム系に属していることからわかるように、第 1 世代と同様に、PEK に対して抗菌活性があります。第 1 世代と異なることは、嫌気性菌にも抗菌活性があり、バクテロイデス属に対して有効ということです。そのため、下部消化管手術や婦人科手術の予防抗菌薬として頑張ってきました。今後も頑張っていきたいです。

最近、全国的に ESBL 産生菌（用語解説参照）が増えてきました。ESBL 産生菌感染症に対する抗菌薬としてカルバペネム系抗菌薬が使用されることが多いのですが、私も ESBL 産生菌に抗菌活性があることから、ESBL 産生菌感染症の治療薬として活用してほしいですね。

セフトリアキソン（CTRX）：第 3 世代セフェム系抗菌薬

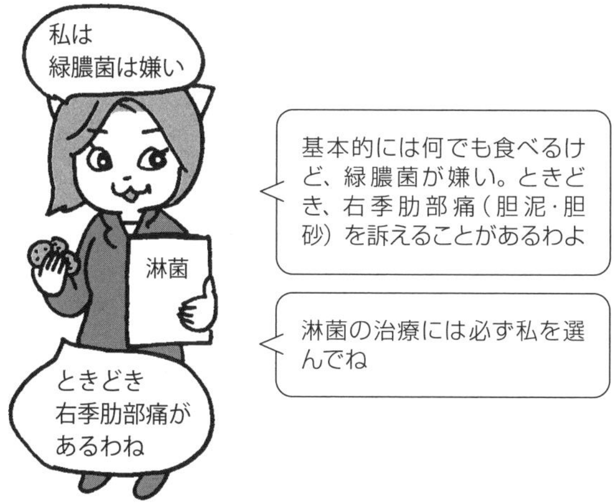

私は
緑膿菌は嫌い
淋菌
ときどき
右季肋部痛が
あるわね
基本的には何でも食べるけど、緑膿菌が嫌い。ときどき、右季肋部痛（胆泥・胆砂）を訴えることがあるわよ
淋菌の治療には必ず私を選んでね

知ってほしい！ 特徴

私（CTRX）が反省すべきことは胆泥・胆砂を作り出すことです。私と胆汁酸は

同じ排泄経路をもっています。そのため、私を投与していると、胆汁酸の排泄が阻害されて、胆汁中のカルシウムイオンが増加し、カルシウムと複合体を形成してしまいます。その結果、胆泥・胆砂が作り出されることがあります。これが私の反省点かもしれません。

皆に伝えたい！重要ポイント

現在、淋菌の耐性化が進んできており、現時点の淋菌感染症として信頼できるのは私しかありません。しかも、単回投与でよいのです。しかし、私に対する淋菌の感受性の低下が世界的な問題として浮上しています。そうならないように、淋菌への感受性を維持しながら、第１選択薬として頑張りたいです。
第３世代セフェム系抗菌薬であることから、グラム陰性桿菌（緑膿菌を除く）に効果がありますが、グラム陽性球菌（MSSA、連鎖球菌、肺炎球菌）にも抗菌活性があります。これが皮膚感染症や肺炎に活用していただいている理由と思います。
「半減期が長いので１日１回の投与が可能である」「肝代謝なので、腎機能に関係なく投与できる」「髄液移行性が良好である」という特性もあります。

矢野先生のスペシャルポイント

〈淋菌感染症の治療における問題点〉
淋菌感染症にセフトリアキソンを投与しても、治療がうまくいかないことがあります。治療不成功と思っても、そのほとんどが治療不成功ではなく、再感染が原因です。そのため、セフトリアキソンで再治療し、同時に患者への啓発を行います。
性行動の多様化を反映して、淋菌が咽頭に感染することがあります。咽頭の淋菌感染症は治癒率が低いことが知られています。その理由として、「咽頭から分離される淋菌は抗菌薬への感受性がもともと低い」「咽頭の粘膜表面では抗菌薬は効率的には機能しない」「咽頭の粘膜表面の防御能は他部位の粘膜表面よりも弱い」などがあげられています。

セフタジジム（CAZ）：第3世代セフェム系抗菌薬

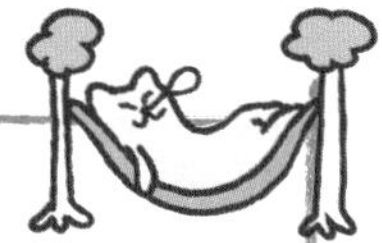

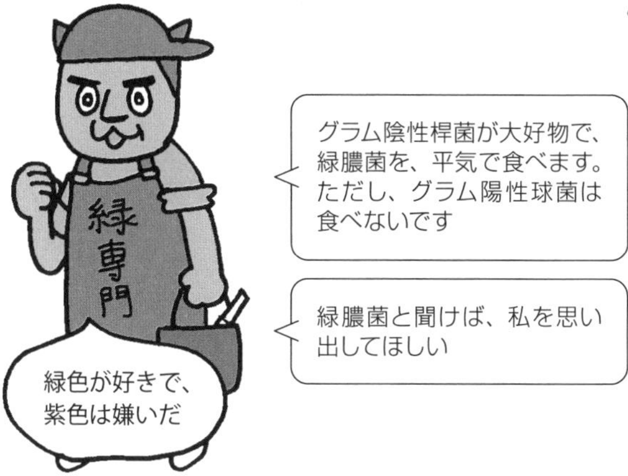
緑専門
グラム陰性桿菌が大好物で、緑膿菌を、平気で食べます。ただし、グラム陽性球菌は食べないです
緑膿菌と聞けば、私を思い出してほしい
緑色が好きで、紫色は嫌いだ

知っててほしい！ 特徴

僕（CAZ）は緑膿菌を含むグラム陰性桿菌に抗菌活性がありますが、グラム陽性球菌には効果は期待できません。そのため、MSSA、連鎖球菌、肺炎球菌には使用しないでほしいです。うっかり、市中肺炎などに使用されてしまうと効きません。もう少しグラム陽性球菌にも抗菌活性があればよかったのに…と反省しています。

グラム陰性桿菌による感染症が得意分野といっても、AmpC 産生菌（用語解説参照）や ESBL 産生菌は苦手です。

皆に伝えたい！ 重要ポイント

僕は緑膿菌にとても有効な抗菌薬です。緑膿菌の専従抗菌薬として生きていこうかなと考えています。ただ、緑膿菌感染症に必ず有効かというと 100%ではないことから、重症の場合はアミノグリコシド系抗菌薬と併用してくださいね。

セフェピム（CFPM）：第 4 世代セフェム系抗菌薬

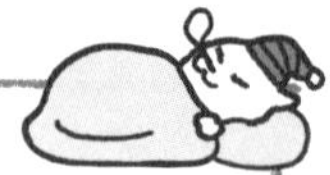

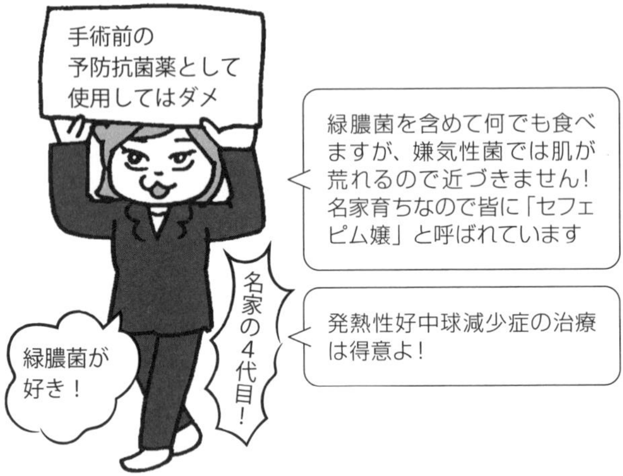
手術前の
予防抗菌薬として
使用してはダメ
緑膿菌を含めて何でも食べますが、嫌気性菌では肌が荒れるので近づきません！名家育ちなので皆に「セフェピム嬢」と呼ばれています
名家の4代目！
緑膿菌が好き！
発熱性好中球減少症の治療は得意よ！

知っててほしい！ 特徴

私（CFPM）は第 4 世代セフェム系ですが、第 3 世代セフェム系と同様に ESBL 産生菌は苦手です。また、嫌気性菌（*B. fragilis* など）にも効果はありません。

皆に伝えたい！ 重要ポイント

私は緑膿菌にも有効な広域抗菌薬です。そのため、発熱性好中球減少症に使用されることが多いです。

抗菌スペクトルは、第 3 世代セフェム系の「セフトリアキソン（CTRX）＋セフタジジム（CAZ）」と考えるとわかりやすいと思います。すなわち、「グラム陽性球菌（MSSA、連鎖球菌、肺炎球菌）＋グラム陰性桿菌（緑膿菌を含む）」に有効です。ただし、緑膿菌に対してはセフタジジム（CAZ）と同様に、感受性が不明な重症緑膿菌感染症の治療ではアミノグリコシド系抗菌薬と併用してください。

AmpC 産生菌にも有効なところは自慢できるところです。AmpC 産生菌を見つけたら、私を思い出してくださいね。

MSSA や連鎖球菌に抗菌活性がありますが、手術前の予防抗菌薬としては絶対に使用してほしくありません。これについては、必ずお願いします。

タゾバクタム / セフトロザン (TAZ/CTLZ)

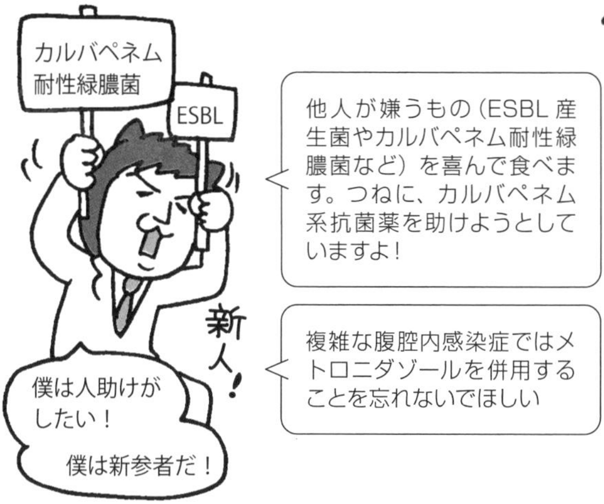
カルバペネム耐性緑膿菌
ESBL
他人が嫌うもの（ESBL 産生菌やカルバペネム耐性緑膿菌など）を喜んで食べます。つねに、カルバペネム系抗菌薬を助けようとしていますよ！
新人！
複雑な腹腔内感染症ではメトロニダゾールを併用することを忘れないでほしい
僕は人助けがしたい！
僕は新参者だ！

知っててほしい！ 特徴

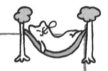

僕（TAZ/CTLZ）はグラム陰性桿菌（緑膿菌および ESBL 産生菌を含む）に対して抗菌活性を持っています。そのため、複雑な尿路感染症や人工呼吸器関連肺炎に単剤で使用できます。しかし、複雑な腹腔内感染症（腹膜炎、腹腔内膿瘍、胆嚢炎、肝膿瘍）に対してはメトロニダゾール（MNZ）と併用してください。腸球菌および MSSA には効果は期待できません。

皆に伝えたい！ 重要ポイント

カルバペネム耐性緑膿菌でも僕が有効なことがあります。カルバペネム系抗菌薬に耐性の緑膿菌はどの病院でも発生する可能性があるので、必要時にはぜひ使ってほしいです。

ESBL 産生菌に対する抗菌薬はこれまでカルバペネム系抗菌薬とセフメタゾール（CMZ）だったのですが、僕も期待されるように頑張ります。カルバペネム系抗菌薬を温存するための手段になりたいです。

AmpC に対してはセフトロザン自体が安定なので、AmpC 産生菌に対しても使用してもらえます。すごいでしょ？ えっへん。

セフィデロコル（CFDC）：シデロフォアセファロスポリン系 新薬

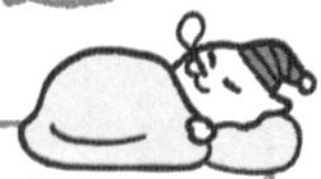

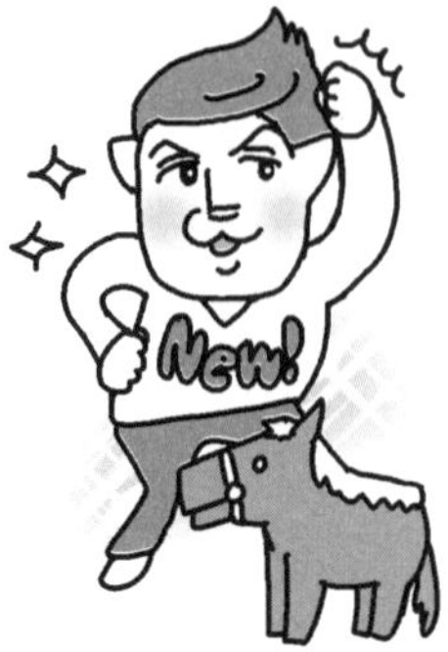

New!
カルバペネム耐性グラム陰性桿菌ならば僕に任せてほしい！
僕は細菌が鉄を取り込むのを、利用したまったく新しい抗菌薬だよ！

知っててほしい！ 特徴

僕（CFDC）はシデロフォアセファロスポリン系であり、カルバペネム耐性グラム陰性桿菌に有効です。しかし、グラム陽性球菌や嫌気性グラム陰性桿菌に対しては十分な抗菌活性を有していません。

痙攣発作の既往歴あるいは中枢神経障害を有する患者では、痙攣や意識障害などの中枢神経症状が起こるおそれがあるので注意してください。

皆に伝えたい！ 重要ポイント

僕はカルバペネム耐性グラム陰性桿菌を専門とする抗菌薬です。そのため、カルバペネム耐性であるならば、腸内細菌目細菌（大腸菌、クレブシエラ属など）のみならず、ブドウ糖非発酵菌（緑膿菌やアシネトバクター属など）であっても、利用してほしいと思います。

私は「3 時間かけて点滴静注する抗菌薬である」ということを忘れないでください！

3. カルバペネム系抗菌薬

メロペネム（MEPM）

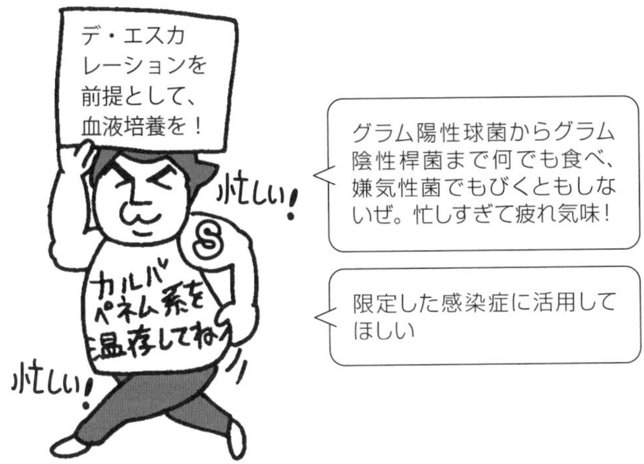
デ・エスカレーションを前提として、血液培養を！
忙しい！
カルバペネム系を温存してね
忙しい！
グラム陽性球菌からグラム陰性桿菌まで何でも食べ、嫌気性菌でもびくともしないぜ。忙しすぎて疲れ気味！
限定した感染症に活用してほしい

知っててほしい！ 特徴

僕（MEPM）はグラム陰性桿菌（ESBL 産生菌を含む）、嫌気性菌（*B. fragilis* を含む）、グラム陽性球菌（腸球菌を除く）に対して広範囲の抗菌活性をもっています。そのため、「とりあえず、メロペネムを処方しておけば安心だ」といった安易な考えをもつ医師によって、不必要に使用されています。過剰労働と思っています。労基署に届けるつもりです！

僕に感受性のある緑膿菌に対して単剤として使用すると、治療経過中に耐性菌が出現することがあるので注意してください。

皆に伝えたい！ 重要ポイント

「発熱性好中球減少症」「ESBL 産生菌による重症感染症」「腹腔内膿瘍」など、

限定した感染症に僕を活用してほしいです。
重症感染症に対して僕をエンピリックに投与することは多いです。その場合には、デ・エスカレーションを前提として、血液培養などを実施してください。そして、原因菌が判明したら他剤に切り替えてください。そのようにして、カルバペネム系を温存していただければ、末永く利用していただけます。

矢野先生のスペシャルポイント

〈ペネム系抗菌薬とカルバペネム系抗菌薬〉
ペネム系抗菌薬とカルバペネム系抗菌薬は「ペネム」という名前がついていることから、似たような薬と誤解されることがあります。しかし、これらはまったく異なる系統の抗菌薬です。ペネム系はグラム陽性球菌を中心に抗菌活性があり、ペニシリン耐性肺炎球菌にも有効です。黄色ブドウ球菌などに有効であることから、皮膚細菌感染症の治療薬に用いられています。グラム陰性桿菌や嫌気性菌にも抗菌活性がありますが、緑膿菌には効きません。一方、カルバペネム系抗菌薬は、グラム陽性球菌からグラム陰性桿菌（緑膿菌を含む）、そして嫌気性菌まで幅広い抗菌活性をもち、かつ ESBL 産生菌にも有効です。そのため、「最後の切り札の抗菌薬」などと表現されることがあります。

4. アミノグリコシド系抗菌薬

ゲンタマイシン（GM）

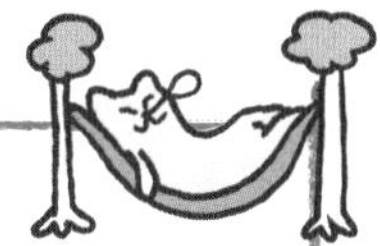

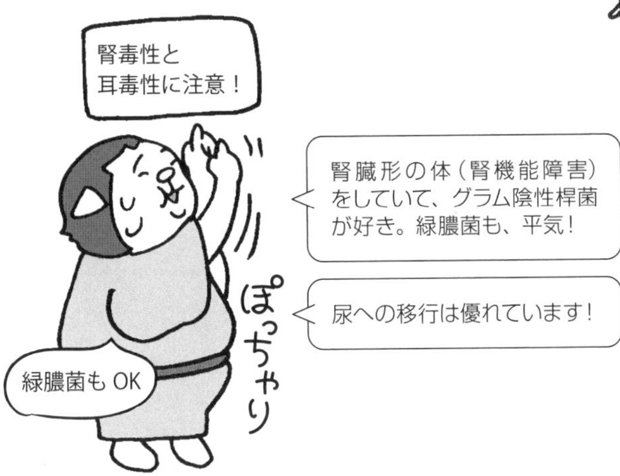
腎毒性と
耳毒性に注意！
腎臓形の体（腎機能障害）
をしていて、グラム陰性桿菌
が好き。緑膿菌も、平気！
尿への移行は優れています！
ぽっちゃり
緑膿菌も OK

知っててほしい！ 特徴

僕（GM）がもつ主な毒性は「可逆的な腎毒性」と「前庭および蝸牛に対する耳毒性」です。これについては、ご迷惑をおかけしています。

僕の神経筋遮断作用はまれな出来事ですが、深刻な副作用なので覚えていてください。神経筋遮断薬（スキサメトニウムなど）の作用時間を延長させ、神経筋伝達を障害する疾患（重症筋無力症など）では筋力低下を悪化させることがあります。

僕は尿中の濃度が血清の 25～100 倍に達します。しかし、髄液、胆道系、気管支分泌物への浸透は不十分です。

皆に伝えたい！ 重要ポイント

僕は、好気性グラム陰性桿菌に対して強力な抗菌活性をもっています。特に、緑膿菌に抗菌活性があるところが強みです。
ただし、グラム陰性桿菌であっても、バークホルデリア・セパシア（*Burkholderia cepacia*）とステノトロホモナス・マルトフィリア（*Stenotrophomonas maltophilia*）には抗菌活性がないことも同時にお知らせいたします。これらについては、ST合剤の方が有効です。
僕を細胞壁合成阻害薬（β-ラクタム系など）と組み合わせて使用すると、特定の細菌に対して相乗効果を示します。たとえば、グラム陰性桿菌である緑膿菌やアシネトバクター・バウマニ（*A. baumannii*）に対して、β-ラクタム系を併用することで相乗効果が得られます。また、グラム陽性球菌であるMRSAや腸球菌に対してはバンコマイシンを併用することで相乗効果が得られます。
僕には、post-antibiotic effect（用語解説参照）と濃度依存性の殺菌効果があります。

矢野先生のスペシャルポイント

〈相乗効果〉
シナジー効果（synergy effect）と同義語です。二つの抗菌薬を併用したとき、それぞれが単独投与されたときの効果を足し合わせた以上の効果が得られることです。連鎖球菌や腸球菌に対して、ペニシリン系抗菌薬とアミノグリコシド系抗菌薬を併用すると相乗効果があることが知られています。ST合剤も、スルファメトキサゾールとトリメトプリムの相乗効果を期待した薬剤です。

5. キノロン系抗菌薬

シプロフロキサシン（CPFX）：第2世代キノロン系抗菌薬

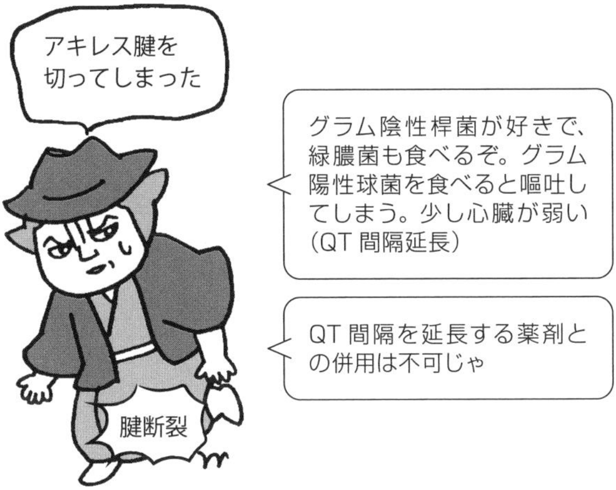
アキレス腱を
切ってしまった
グラム陰性桿菌が好きで、
緑膿菌も食べるぞ。グラム
陽性球菌を食べると嘔吐し
てしまう。少し心臓が弱い
（QT間隔延長）
QT間隔を延長する薬剤と
の併用は不可じゃ
腱断裂

知っててほしい！ 特徴

僕（CPFX）を含めて第2世代以降のキノロン系抗菌薬は抗菌スペクトルが広いため、他の抗菌薬と比較して、クロストリディオイデス・ディフィシル（*Clostridioides difficile*）感染症のリスクが高くなります。

副作用として多いのは、消化器症状（悪心など）および中枢神経系（頭痛やめまいなど）ですが、それらは軽度です。しかし、深刻な副作用（頻度は少ない）として、QT間隔の延長があります。そのため、QT間隔を延長するほかの薬剤との併用は避けてください。

同時に飲用や服用できないものがあります。乳製品、制酸剤、亜鉛を含む総合ビタミン剤、特定の医薬品（スクラルファートなど）、二価陽イオンは、キノロン系抗菌薬の経口吸収を大幅に低下させる可能性があります。そのため、同時使用を避けるか、相互作用を避けるために、これらは数時間たってから飲んでください。
ニューキノロン（用語解説参照）には腱断裂の副作用があり、特に、アキレス腱に多くみられます。そのため、腱病変の症状（疼痛や腫脹など）が現れたら、薬剤の使用を中止するように助言してください。

皆に伝えたい！ 重要ポイント

僕はグラム陽性球菌（肺炎球菌など）に対する抗菌活性が低いので、一般に呼吸器感染症のエンピリック治療には適していません。しかし、緑膿菌を含むグラム陰性桿菌をターゲットとしています。

レボフロキサシン（LVFX）：第３世代キノロン系抗菌薬

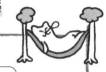

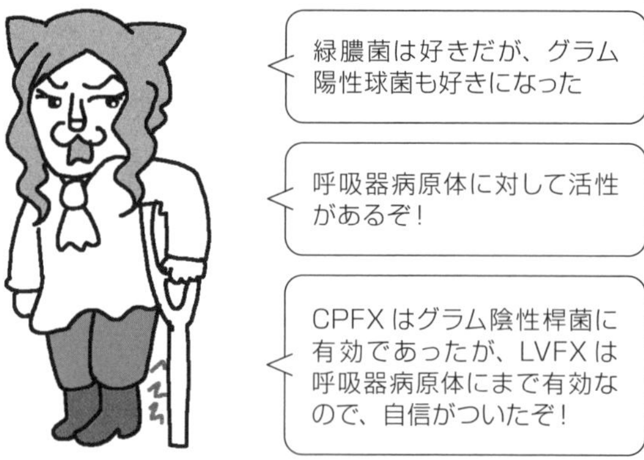
緑膿菌は好きだが、グラム陽性球菌も好きになった
呼吸器病原体に対して活性があるぞ！
CPFX はグラム陰性桿菌に有効であったが、LVFX は呼吸器病原体にまで有効なので、自信がついたぞ！

知っててほしい！ 特徴

私（LVFX）がもつ副作用については第２世代のシプロフロキサシン（CPFX）と同じだ。すなわち、QT 間隔の延長があるので、QT 間隔を延長する他の薬剤との併用は避けてほしい。また、同時に飲用もしくは服用できないもの（乳製品など）があることも同じだよ。腱断裂についても注意してほしい。

皆に伝えたい！ 重要ポイント

私は一般的な呼吸器病原体〔肺炎球菌、インフルエンザ菌、非定型菌（用語解説参照）など〕に対して抗菌活性がある。この強みを活用して、呼吸器感染症の世界の覇者になりたい。

モキシフロキサシン（MFLX）：第4世代キノロン系抗菌薬

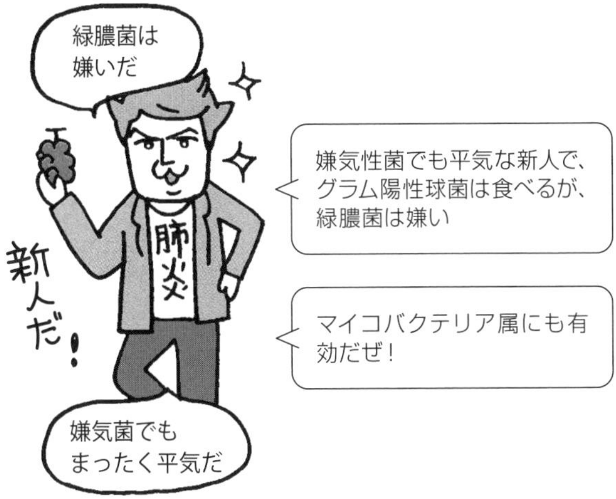
緑膿菌は嫌いだ
嫌気性菌でも平気な新人で、グラム陽性球菌は食べるが、緑膿菌は嫌い
肺炎
新人だ！
マイコバクテリア属にも有効だぜ！
嫌気菌でもまったく平気だ

知っててほしい！ 特徴

僕（MFLX）はシプロフロキサシン（CPFX）と比較して、グラム陽性球菌（肺炎球菌など）に対する抗菌活性を強化したけど、残念ながら緑膿菌に対する抗菌活性は低下したぜ。

副作用と内服薬の吸収の問題については、シプロフロキサシン（CPFX）やレボフロキサシン（LVFX）と同じだ。

皆に伝えたい！ 重要ポイント

僕はレボフロキサシン（LVFX）と同様、一般的な呼吸器病原体（肺炎球菌、インフルエンザ菌、非定型菌など）に対して抗菌活性がある。そのため、呼吸器感染症には彼（LVFX）と同じように使用できるぞ。

さらに、一部の嫌気性菌に対して抗菌活性があり、ほかのニューキノロンと比較して抗酸菌に対して抗菌活性があるぜ。

矢野先生のスペシャルポイント

〈抗酸菌（マイコバクテリウム属）〉

抗酸菌は、結核菌群と非結核性抗酸菌とらい菌（*Mycobacterium leprae*）の3つに分けられます。結核菌群には、結核菌（*Mycobacterium tuberculosis*）、ウシ結核菌（*M. bovis*）、ネズミ結核菌（*M. microti*）、アフリカ型結核菌（*M. africanum*）の4つがあります。

非結核性抗酸菌（nontuberculous mycobacteria，NTM）は抗酸菌のなかで結核菌群を除く人工培地に培養可能な抗酸菌群の総称です。らい菌は人工培地上発育不能菌であるため、非結核性抗酸菌には含まれません。

　非結核性抗酸菌の代表は *Mycobacterium avium* complex（通称 MAC，マック）です。MAC は *Mycobacterium avium* と *Mycobacterium intracellulare* という2つの菌からなります。これらは明らかに異なる菌種ですが、生物学的性状や生化学的性状が類似していて区別が困難なので、まとめて MAC と呼ばれています。

6. テトラサイクリン系抗菌薬

ミノサイクリン（MINO）

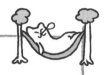

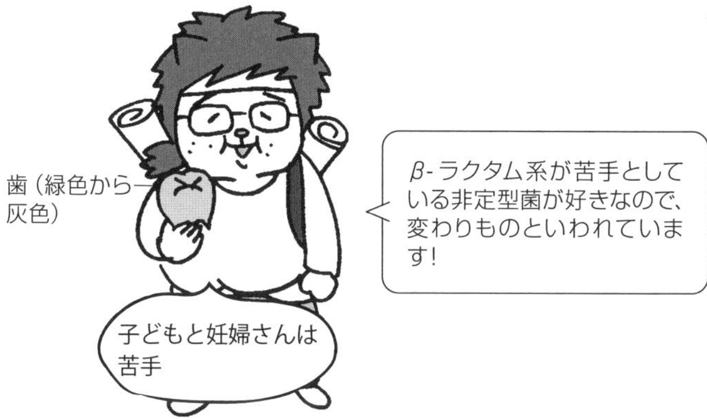
歯（緑色から灰色）
β-ラクタム系が苦手としている非定型菌が好きなので、変わりものといわれています！
子どもと妊婦さんは苦手

知っててほしい！ 特徴

僕（MINO）の反省すべきことは 2 つあります。すみません。

1 つ目は子どもへの配慮が足りなかったことです。8 歳未満の小児には僕（MINO）を投与しないようにしてください。一般に、テトラサイクリン系抗菌薬は、8 歳未満の小児に繰り返し使用したり、長期にわたって使用したりすると、永久的な歯の変色（緑色から灰色）を引き起こすことがあるからです。ただし、ドキシサイクリン（DOXY）であれば他のテトラサイクリン系抗菌薬よりもカルシウムに容易に結合することはないので、治療期間が短期間であれば、歯の着色のリスクは最小限に抑えられます。米国小児科学会は、すべての年齢の小児に 21 日以内のドキシサイクリンの使用を許可しています。

2 つ目の反省点は妊婦への投与も禁忌ということです。母体の肝毒性のリスクおよび胎児の骨および歯への悪影響があるからです。胎盤を通過して、臍帯血漿と羊水に移動し、胎児の骨や歯に蓄積する可能性があります。ただし、これらの事象はドキシサイクリンでは非常にまれです。妊娠中および小児の両者において、ドキシサイクリンは相対的に安全であることが示されています。
授乳中の女性については問題ありません。確かに、ヒトの母乳には僕が高濃度で含まれていますが、母乳で育てられた乳児での血中濃度は非常に低くなります。おそらく、母乳中のカルシウムによる薬物キレート形成と、キレート複合体の吸収不良によるものです。

皆に伝えたい！ 重要ポイント

僕は、ペニシリン系抗菌薬およびセフェム系抗菌薬が効かない非定型菌に抗菌活性があります。そのため、非定型菌による感染症の治療薬として生きていきます。

矢野先生のスペシャルポイント

〈テトラサイクリン系抗菌薬と歯牙着色〉
テトラサイクリン系抗菌薬を歯の石灰化期に投与すると、歯牙着色を起こすことがあります。歯の石灰化は、乳歯では妊娠 4ヵ月〜生後 11ヵ月頃まで、永久歯では 8 歳頃まで続きます。そのため、8 歳頃まで（歯が完全に石灰化するまで）にテトラサイクリン系抗菌薬を投与すると、歯牙着色（一度着色すると、一生不変です）がみられることがあります。石灰化が終了した年長児では、テトラサイクリン系抗菌薬を投与しても着色しません。

7. マクロライド系抗菌薬

アジスロマイシン（AZM）とクラリスロマイシン（CAM）

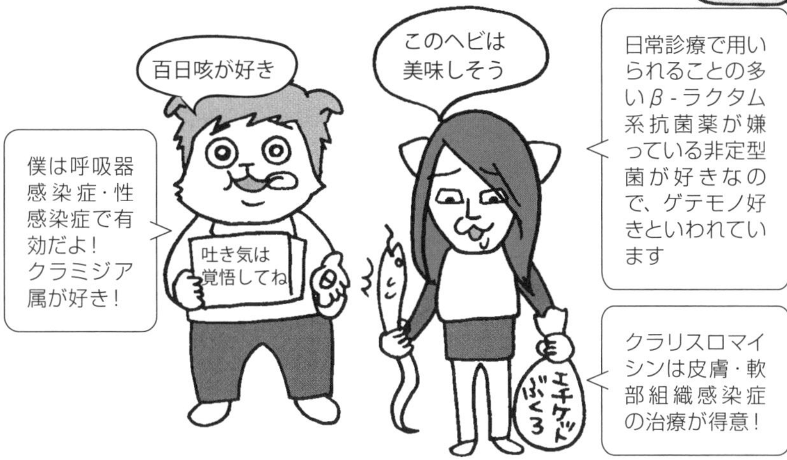
百日咳が好き
僕は呼吸器感染症・性感染症で有効だよ！クラミジア属が好き！
吐き気は覚悟してね
このヘビは美味しそう
日常診療で用いられることの多いβ-ラクタム系抗菌薬が嫌っている非定型菌が好きなので、ゲテモノ好きといわれています
エチケットぶくろ
クラリスロマイシンは皮膚・軟部組織感染症の治療が得意！

アジスロマイシン　クラリスロマイシン

知っててほしい！ 特徴

僕たち（AZM と CAM）の副作用としては腹痛、悪心、下痢などの消化器症状があり、クラリスロマイシン（CAM）ではかなり顕著です。また、どちらの薬剤も QT 延長を引き起こすことがあります。また、重症筋無力症や難聴の悪化なども報告されています。アジスロマイシン（AZM）は半減期が長いため、副作用は数日間持続することがあります。

さまざまな薬物間相互作用があり、その多くは肝臓のチトクローム P450（用語解説参照）の阻害によるものです。ただし、アジスロマイシン（AZM）はクラリスロマイシン（CAM）と比較して、肝臓のチトクローム P450 の阻害作用は弱いため、薬物相互作用は少なくなっています。

皆に伝えたい！ 重要ポイント

僕たちはエリスロマイシン（EM）よりも広い範囲の抗菌活性を有し、一般的な呼吸器病原体（肺炎球菌、インフルエンザ菌、非定型菌など）に抗菌活性があります。そのため、呼吸器感染症に活用してほしいです。
非結核性抗酸菌にも抗菌活性があるので、こちらの分野にも積極的に進出したいと思っています。
アジスロマイシン（AZM）とクラリスロマイシン（CAM）の使い分けですが、前者は呼吸器感染症や性感染症に使用されることが多く、後者は皮膚感染症や軟部組織感染症などに効果的です。うまく分業できればと思っています。

矢野先生のスペシャルポイント

〈エリスロマイシンと乳児肥厚性幽門狭窄〉
新生児にエリスロマイシンを投与することによって、乳児肥厚性幽門狭窄（infantile hypertrophic pyloric stenosis）が多発したという報告があります[3)]。幽門の筋肉が肥厚するため、ミルクや母乳を飲んでも小腸に流れず、逆流して吐いてしまいます。乳児肥厚性幽門狭窄は、生後２週間から1ヵ月くらいの乳児によく発症する病気です。米国小児科学会はエリスロマイシンを新生児に処方する医師は、乳児肥厚性幽門狭窄が発生する潜在性危険性と乳児肥厚性幽門狭窄の症状について親に、情報提供をすべきであると勧告しています。アジスロマイシンでは乳児肥厚性幽門狭窄症は問題となっていません。

8. リンコマイシン系抗菌薬

クリンダマイシン（CLDM）

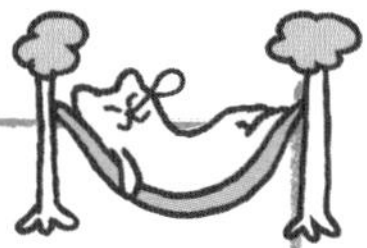

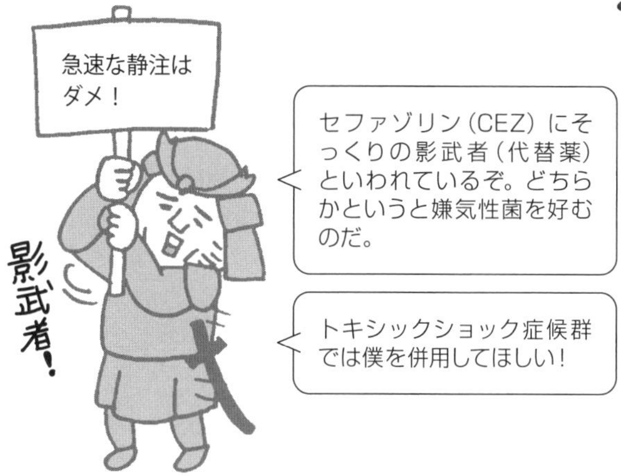

急速な静注はダメ！
影武者！
セファゾリン（CEZ）にそっくりの影武者（代替薬）といわれているぞ。どちらかというと嫌気性菌を好むのだ。
トキシックショック症候群では僕を併用してほしい！

知っててほしい！ 特徴

僕（CLDM）は、チトクローム P450 によって肝臓で代謝されます。そのため、この酵素を誘導する薬剤（リファンピシンなど）を併用すると、僕の血中濃度が大幅に低下することがあります。結核治療中の患者では僕を使用しにくいと思います。急速な静注により心停止がみられたとの報告があるので注意してください。これについては徹底して啓発する必要があると考えています。

神経筋遮断作用があるので、末梢性筋弛緩薬（スキサメトニウム、ツボクラリンなど）を投与されている患者では筋弛緩作用が増強される可能性があります。

僕とマクロライド系抗菌薬は同じリボソーム部位を標的とするため、併用しないでください。

皆に伝えたい！ 重要ポイント

僕は静菌性抗菌薬ですが、黄色ブドウ球菌、連鎖球菌、嫌気性菌（*B. fragilis* など）に対しては殺菌性があります。そのため、嫌気性菌感染症では頑張りたいと思っています。ただし、*B. fragilis* に対する抗菌活性には一貫性がなく、必ずしも有効ではありません。

僕は劇症型溶血性連鎖球菌感染症に関連する毒素の産生を抑制します。

矢野先生のスペシャルポイント

〈劇症型溶血性連鎖球菌感染症〉

劇症型溶血性連鎖球菌感染症（streptococcal toxic shock syndrome，STSS）は突然発症し、急速に多臓器不全に進行する疾患です。この感染症の患者数は毎年増加し、2023 年は年間 941 人なりました[4)]。致死率は約 30%といわれています。特に 30 歳以上の成人に多く、感染症法では全数報告対象（5 類感染症）となっています。初期症状は四肢の疼痛、腫脹、発熱、血圧低下などです。発症後数十時間以内に軟部組織壊死、急性腎不全、成人型呼吸窮迫症候群、播種性血管内凝固症候群、多臓器不全となり、ショック状態から死に至ります。紫色の水疱がみられれば、壊死性筋膜炎や筋炎を合併しています。誰でも発症する可能性がありますが、リスク因子には「65 歳以上」「皮膚の損傷〔最近の手術、びらんを引き起こすウイルス感染症（水痘など）、その他の皮膚損傷〕」「アルコール中毒や糖尿病」などがあります。治療はペニシリン系抗菌薬とクリンダマイシンの併用ですが、広範囲に病巣を切除することが大切です。

9. ニトロイミダゾール系

メトロニダゾール（MNZ）

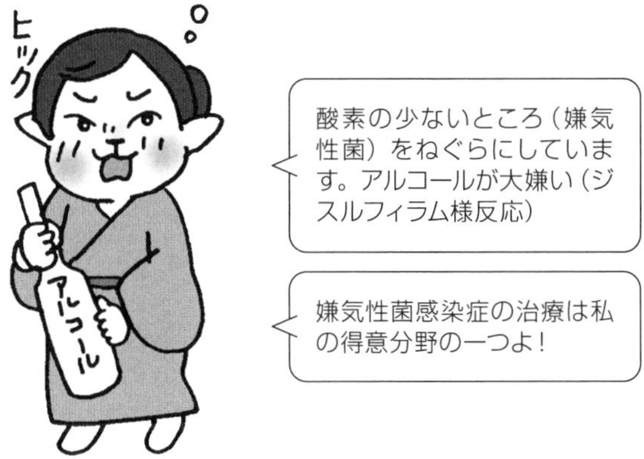
ヒック
アルコール
酸素の少ないところ（嫌気性菌）をねぐらにしています。アルコールが大嫌い（ジスルフィラム様反応）
嫌気性菌感染症の治療は私の得意分野の一つよ！

知っててほしい！ 特徴

私（MNZ）に多くみられる副作用には、消化器症状（悪心、食欲不振、嘔吐、下痢、腹部痙攣、便秘など）があります。また、神経系への影響（末梢神経障害、錯乱、めまいなど）を引き起こすこともあります。

私が投与（経口または経膣）されているときにアルコールを摂取すると、顔面紅潮、頻脈、動悸、悪心、嘔吐を特徴とするジスルフィラム様反応（用語解説参照）が引き起こされることがあります。そのため、「エリキシル剤（甘味と芳香のあるエタノールを含む内服用液剤で、味をよくして飲みやすくした水薬）」「静注用 ST 合剤（無水エタノールを含んでいる）」「咳 / 風邪シロップなどのエタノール含有医薬品」を一緒に摂取するとジスルフィラム様反応が引き起こされることがあるので注意してください。

薬物相互作用のほとんどは、私が代謝される肝臓で起こります。そのため、さまざまな薬物との相互作用があるので、私を処方するときには、十分に確認してください。

皆に伝えたい！ 重要ポイント

経口投与後に高い血中濃度が得られることと、組織への移行性が優れています。また、クリンダマイシン（CLDM）とは異なり、血液脳関門を効果的に透過します。
私は、嫌気性感染症の治療のための主力薬の 一つです。世界中で広く使用されているにもかかわらず、私に対して嫌気性細菌が耐性を獲得することはまれです。ただし、ピロリ菌で耐性がみられることがあります。
私は原虫感染症の治療薬でもあります。具体的にはトリコモナス症（原因病原体は *Trichomonas vaginalis*）、アメーバ赤痢（原因病原体は *Entamoeba histolytica*）、ジアルジア症（原因病原体は *Giardia lamblia*）、トキソプラズマ症（原因病原体は *Toxoplasma gondii*）などに使用されます。

矢野先生のスペシャルポイント

〈トリコモナス症、アメーバ赤痢、ジアルジア症〉
トリコモナス症は、腟トリコモナス（*Trichomonas vaginalis*）によって引き起こされる腟または尿道の性感染症です。女性では、黄緑色の生臭い帯下が生じ、陰部が過敏になり痛みが生じることがあります。男性では症状が出にくいのですが、排尿時に軽度の痛みや不快感が生じることがあります。
アメーバ赤痢は、赤痢アメーバ（*Entamoeba histolytica*）に起因する感染症です。消化器症状を主症状とするものばかりでなく、それ以外の臓器に病変を形成したものも含めてアメーバ赤痢といいます。症状は粘血便、下痢、テネスムス、腹痛などがあります。
ジアルジア症（ランブル鞭毛虫症）は、ランブル鞭毛虫（*Giardia lamblia*）によって引き起こされる小腸の感染症です。主な症状は腹痛、下痢、吐き気、疲労感などです。ランブル鞭毛虫で汚染された水や食べものを摂取することによって感染します。

10. ホスホマイシン系抗菌薬

ホスホマイシン（FOM）

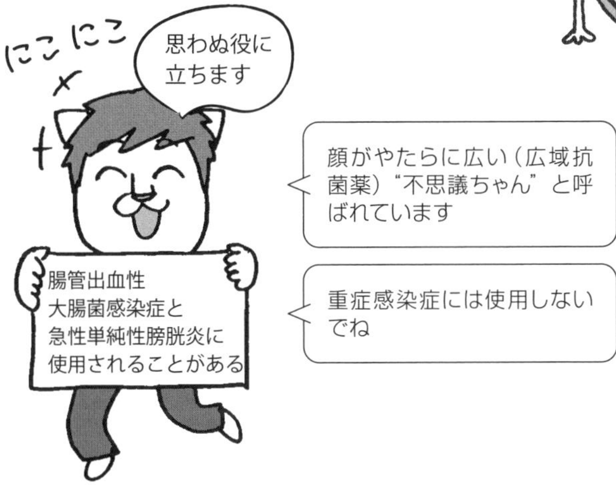
にこにこ
思わぬ役に立ちます
顔がやたらに広い（広域抗菌薬）“不思議ちゃん”と呼ばれています
腸管出血性大腸菌感染症と急性単純性膀胱炎に使用されることがある
重症感染症には使用しないでね

知っててほしい！ 特徴

私（FOM）はグラム陽性菌およびグラム陰性菌の両方に対して広い抗菌スペクトルを有する抗菌薬であり、さまざまな耐性菌にも抗菌活性をもちます。たとえば、MRSA、バンコマイシン耐性腸球菌、ESBL 産生菌、ニューキノロン耐性大腸菌、緑膿菌などです。しかし、重症感染症の治療薬としては不十分です。実際には、腸管出血性大腸菌感染症と急性単純性膀胱炎に使用されると思ってください。腎盂腎炎には使用しません。多剤耐性菌に抗菌活性があることはよかったのですが、重症感染症に使用できません。

皆に伝えたい！ 重要ポイント

現在、ESBL 産生菌による膀胱炎の治療などで活躍しています[2)]。しかし、さまざまな多剤耐性菌もカバーしていることから、膀胱炎以外での多剤耐性菌感染症の治療にも使用できるようになりたいです！

11. 抗MRSA薬

バンコマイシン（VCM）

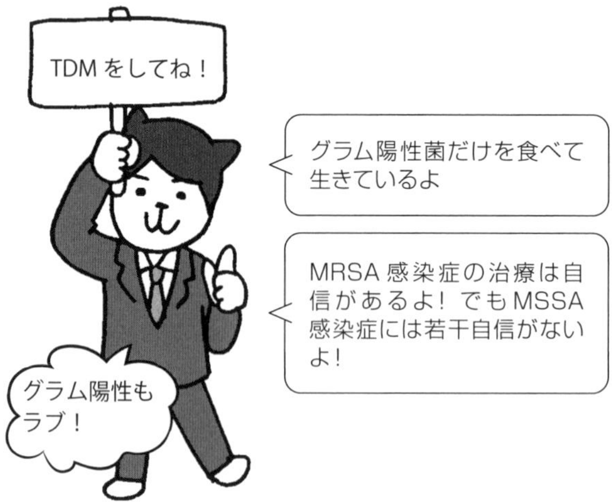

TDMをしてね！
グラム陽性菌だけを食べて生きているよ
MRSA感染症の治療は自信があるよ！でもMSSA感染症には若干自信がないよ！
グラム陽性もラブ！

知っててほしい！ 特徴

僕（VCM）の静脈投与をしていると、上半身の紅潮、紅斑、掻痒がみられることがあります。これをバンコマイシン注入反応（用語解説参照）といいます。僕を「10 mg/分以下」または「1g を 100 分以上かけて点滴する」といった対応をお願いします。また、腎毒性のリスクがあり、治療薬物モニタリング（TDM、用語解説参照）が必要です。

僕は殺菌性抗菌薬ですが、黄色ブドウ球菌についてはβ-ラクタム系抗菌薬よりもゆっくりと死滅させます。そのため、MSSA感染症の治療にはβ-ラクタム系抗菌薬に劣ります。MRSAに有効なので、MSSAにも強力に作用すると思い込んでいる人がいるようですが、そうではありません。

腎障害、聴神経障害の可能性が高くなるため、アミノグリコシド系抗菌薬と併用するときは注意してください。

皆に伝えたい！ 重要ポイント

僕は「グラム陽性」であれば、球菌であろうが、桿菌であろうが、嫌気性菌であろうが、好気性菌であろうが有効です。そのため、MRSAのみならず、ペニシリン耐性肺炎球菌（PRSP）、メチシリン耐性コアグラーゼ陰性ブドウ球菌、腸球菌、バシラス属にも有効ということになります。しかし、グラム陰性菌にはまったく無力なのでご注意ください。
僕の内服薬はクロストディオイデス・ディフィシル（*Clostridioides difficile*）感染症に使用されています。この分野ではメトロニダゾール（MNZ）も頑張っているので、負けないようにしたいと思っています。

テイコプラニン（TEIC）

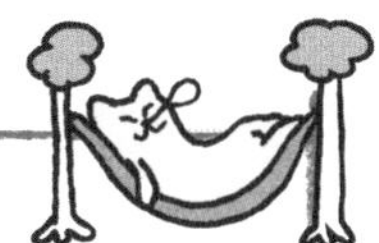

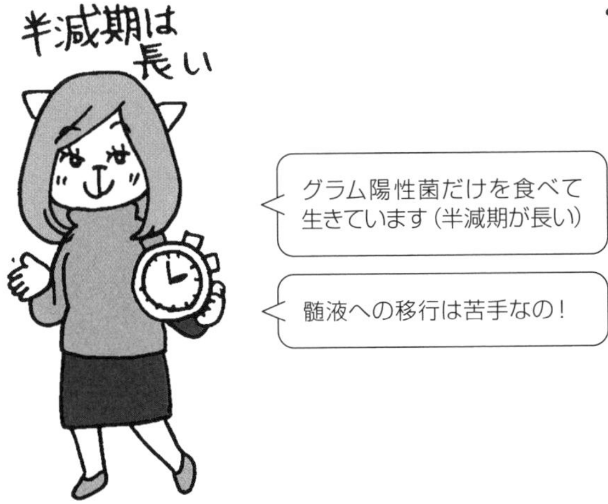

半減期は長い
グラム陽性菌だけを食べて生きています（半減期が長い）
髄液への移行は苦手なの！

知ってほしい！ 特徴

心臓、肺組織、骨への移行は良好ですが、髄液には移行不良です。

皆に伝えたい！ 重要ポイント

私（TEIC）は、バンコマイシン（VCM）と同様の抗菌スペクトルをもつ抗菌薬です。バンコマイシンよりも半減期が長く、バンコマイシンよりも速い注入速度で１日１回投与できます。そして、バンコマイシンよりも忍容性が高く、腎毒性は少ないです。

ダプトマイシン（DAP）

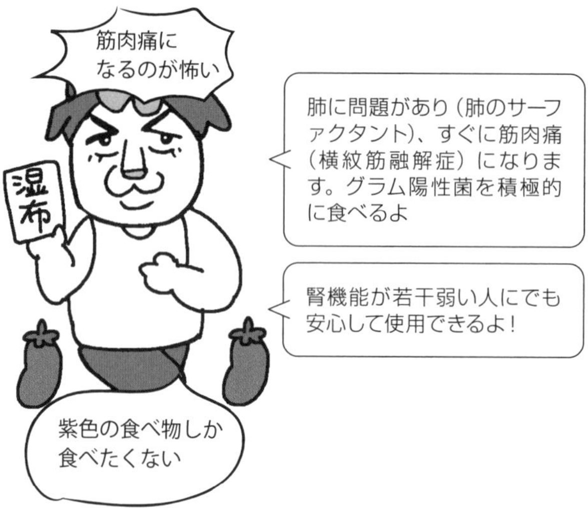

筋肉痛になるのが怖い
湿布
肺に問題があり（肺のサーファクタント）、すぐに筋肉痛（横紋筋融解症）になります。グラム陽性菌を積極的に食べるよ
腎機能が若干弱い人にでも安心して使用できるよ！
紫色の食べ物しか食べたくない

知っててほしい！ 特徴

僕（DAP）は横紋筋融解症を引き起こすことがあります。そのため、クレアチンフォスフォキナーゼ（CPK）は、少なくとも毎週監視してください。そして、CPKが正常値の５倍以上になれば中止しましょう。また、スタチン系抗菌薬の併用は横紋筋融解症のリスク（筋肉痛）を高めることに注意してください。
肺ではサーファクタントと結合するので、肺では効果が期待できません。そのため、肺炎に伴う MRSA 感染症の治療には使用しないようにしてください。

皆に伝えたい！ 重要ポイント

僕は殺菌性抗菌薬です。グラム陽性であれば、球菌でも桿菌でも、嫌気性菌でも好気性菌でも有効です。骨や皮膚への移行は良好です。
腎排泄型の薬剤ですが、軽～中等度までの腎機能障害患者では用量調整は不要です。この利点を前面に出していきたいと思います。ただし、高度の腎障害患者では隔日投与などが必要となります。

リネゾリド（LZD）

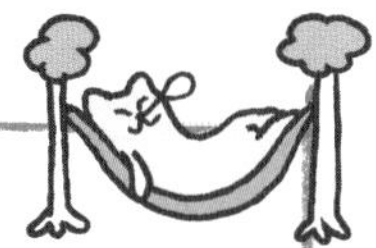

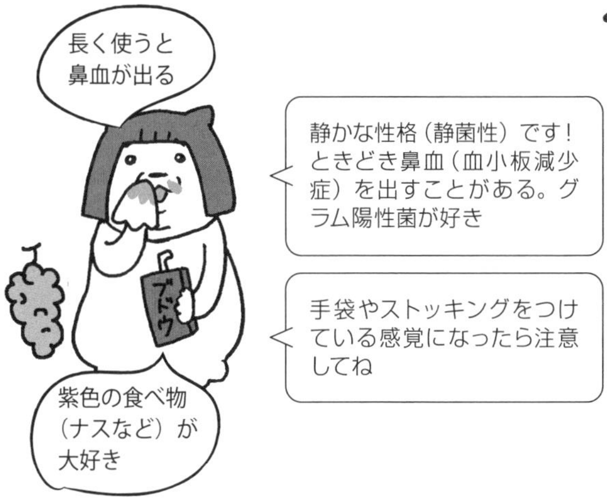

長く使うと
鼻血が出る
静かな性格（静菌性）です！
ときどき鼻血（血小板減少症）を出すことがある。グラム陽性菌が好き
ブドウ
手袋やストッキングをつけている感覚になったら注意してね
紫色の食べ物（ナスなど）が大好き

知っててほしい！ 特徴

私（LZD）の特徴的な副作用に骨髄抑制があります。そのため、2 週間以上を超えて投与する場合は、血小板減少症や貧血などに注意してください。血小板減少症は、末期腎障害の患者で頻繁に発生しますが、通常は薬物を中止すれば解消します。

私を投与していると、末梢神経障害や視神経障害がみられることがあります。末梢神経障害は「手袋とストッキング」の感覚障害として現れます。視神経症は視力の低下、暗点の発生、色覚の低下としてみられます。このような神経障害作用は時間と用量に依存します。
乳酸アシドーシスが引き起こされることがあり、それは投与期間とともに増加します。臨床症状は非特異的であり、腹痛、悪心、嘔吐、全身の衰弱などです。

皆に伝えたい！重要ポイント

私は抗 MRSA 薬のなかで唯一の静菌性抗菌薬ですが、経口薬も注射薬もあります。ただ、どちらかというと、経口薬を使用してほしいです。経口薬のバイオアベイラビリティ（用語解説参照）が高く、ほとんどの組織で治療レベルを達成するからです。
グラム陽性であれば、球菌でも桿菌でも、嫌気性菌でも好気性菌でも有効です。腎機能障害や肝機能障害があっても、減量する必要はありません。

矢野先生のスペシャルポイント

〈肺サーファクタント（肺表面活性物質）〉
肺サーファクタント（pulmonary surfactant）は、リン脂質を主成分とした物質であり、肺胞の虚脱を防ぐ働きをしています。肺胞表面では表面張力が働き肺胞には縮もうとする力が働きますが、肺サーファクタントが存在することによって表面張力が小さくなり、肺胞はつぶれることなく球体を保つことができるのです。ダプトマイシンはサーファクタントによって不活化されるため、感染が肺で起きている場合には使用できません。

12. その他の抗菌薬

ST合剤（ST）

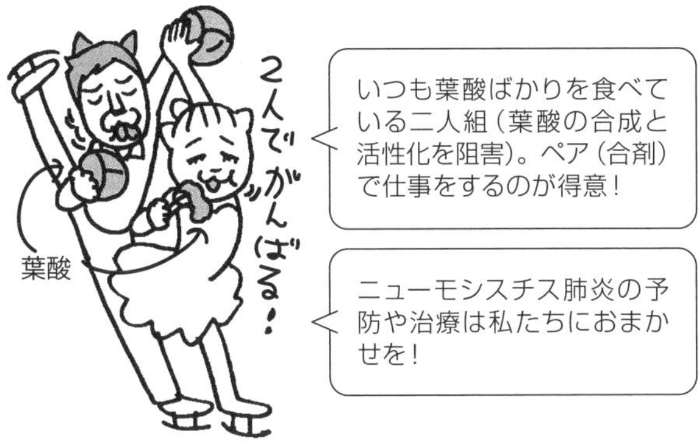
2人でがんばる！
葉酸
いつも葉酸ばかりを食べている二人組（葉酸の合成と活性化を阻害）。ペア（合剤）で仕事をするのが得意！
ニューモシスチス肺炎の予防や治療は私たちにおまかせを！

知っててほしい！ 特徴

僕（ST）たちの最も多い副作用は、消化器症状（悪心、嘔吐）および皮膚症状（発疹、痒みなど）です。
HIV感染者においてニューモシスチス肺炎の予防や治療に使用されています。しかし、皮疹，発熱，全身倦怠感のため、継続内服できないことがあります。

皆に伝えたい！ 重要ポイント

MRSAにも抗菌活性があるので、内服の抗MRSA薬としても利用されることがあります。この分野に進出できればと思っています。
広域抗菌薬を長期使用している患者では、ステノトロホモナス・マルトフィリア（*Stenotrophomonas maltophilia*）やバークホルデリア・セパシア（*Burkholderia cepacia*）などによる感染症を合併することがありますが、そのときには僕たちを思い出してほしいです。また、免疫不全者で問題となることのあるノカルジア属にも有効です。僕たちは、免疫が低下した人々が困っているときの最後の砦として頑張りたいと思っています。

〈文献〉

1）薬剤耐性菌研究会. 耐性菌 Q&A. http://yakutai.dept.med.gunma-u.ac.jp/society/QandA.html
2）Rodríguez-Baño, J. et al. Community infections caused by extended-spectrum beta-lactamase-producing *Escherichia coli*. Arch Intern Med. 168（17）, 2008, 1897-902.
3）CDC. Guidelines for preventing health-care-associated pneumonia, 2003. https://www.cdc.gov/infectioncontrol/pdf/guidelines/healthcare-associated-pneumonia-H.pdf
4）国立感染症研究所. 感染症週報. https://www.niid.go.jp/niid/images/idsc/idwr/IDWR2023/idwr2023-51-52.pdf

第4章

これだけは覚えておこう！ねころんで読める用語解説

これだけは覚えておこう！ねころんで読める用語解説

抗菌スペクトル

英語には、単数形と複数形が少し異なる形をもつ単語がいくつかありますね。これらの単語は、ラテン語やギリシャ語からの借用語が多いです。たとえば、focus と foci、datum と data、medium と media などがあります。前者が単数形で後者が複数形です。spectrum と spectra もその中の一つです。

「antibacterial spectrum」は特定の抗菌薬が効果的である細菌や微生物の種類を示します。英語表記をそのまま発音して「抗菌スペクトラム」という人もいますが、日本薬局方では「抗菌スペクトル」が使用されています。そのため、正式名は「抗菌スペクトル」のようですね。

β-ラクタム系抗菌薬

β-ラクタム系（β-lactams）抗菌薬とは、β-ラクタム環を含む抗菌薬の総称であり、細菌の細胞壁合成を妨げることによって抗菌活性を示します。

β-ラクタム系抗菌薬にはペニシリン系、セフェム系（セファロスポリン系、セファマイシン系）、カルバペネム系、モノバクタム系などがあります。

ニューキノロン・フルオロキノロン・レスピラトリーキノロン

キノロン系抗菌薬は1960年代にナリジクス酸から始まり、その後、ピペミド酸が開発されました。1984年にキノリン環にフッ素原子を導入したノルフロキサシン（NFLX）が利用できるようになりました。

フッ素原子の有無により、ノルフロキサシン以前のキノロンを「オールドキノロン（old quinolone）」、ノルフロキサシン以後のキノロン（シプロフロキサシン［CPFX］など）を「ニューキノロン（new quinolone）」と呼称するようになりました。また、「フルオロ＝フッ素」ということから、ニューキノロンを「フルオロキノロン（fluoroquinolone）」とも呼ぶこともあります。

第2世代キノロン系抗菌薬までは呼吸器感染症の主要原因菌である肺炎球菌には抗菌活性はなかったのですが、第3世代のレボフロキサシン（LVFX）および第4世代のモキシフロキサシン（MFLX）などでは肺炎球菌や非定型菌にも抗菌活性がみられることから、呼吸器感染症に使用されるようになりました。そのため、「レスピラトリーキノロン（respiratory quinolone）」とも呼ばれています。

すなわち、第2世代キノロン系抗菌薬以降を「ニューキノロン」「フルオロキノロン」と呼び、第3世代以降を「レスピラトリーキノロン」と呼ぶことが多いのです。

ポーリン孔

細菌におけるポーリン孔（porin channel）は、細胞膜を貫通するチャネル状の構造体で、外界からの物質の取り込みや細胞内成分の排出など、細胞内外の情報交換に関与しています。

一般に、グラム陰性桿菌の方がグラム陽性球菌よりも、ポーリン孔を多くもっていることが知られています。耐性機序の一つとして、ポーリン孔を減らすことがあります。

バイオアベイラビリティ

毎月、給料をもらいますが、そこから、所得税、住民税、厚生年金料、雇用保険料、健康保険料が引かれて、差し引き支給額は大きく減ることに

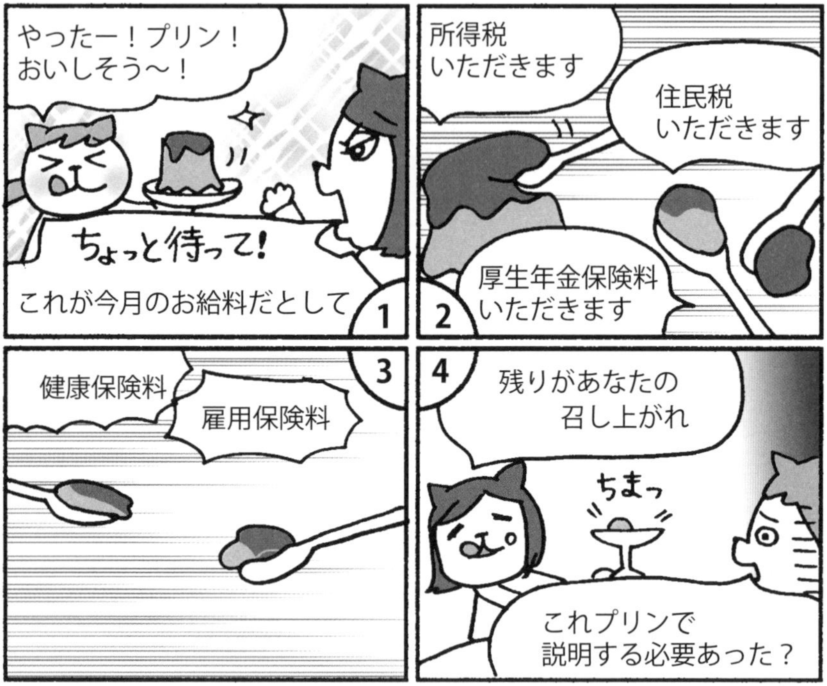
やったー！プリン！
おいしそう～！
ちょっと待って！
これが今月のお給料だとして
1
2
所得税
いただきます
住民税
いただきます
厚生年金保険料
いただきます
3
健康保険料
雇用保険料
4
残りがあなたの
召し上がれ
ちまっ
これプリンで
説明する必要あった？

なります。さらにそこから、互助会費などが引かれる人もいることでしょう。最初にもらった給料が何らかの理由でどんどん減ってゆき、自由に使えるお金はその一部となっています。そのようなことを経口投与をされた薬剤は体内で経験しています。

バイオアベイラビリティ（bioavailability）は生物学的利用能と訳されています。薬物が静脈内に直接投与される場合、バイオアベイラビリティは100%になります。しかし、経口投与をされた場合は消化管で一部が吸収された後、さらに一部が肝臓で代謝されるため、バイオアベイラビリティはどんどん低下します。

治療薬物モニタリング

治療薬物モニタリング（therapeutic drug monitoring，TDM）とは、

患者個人に合わせた投与計画を策定し、適切な薬物治療を行うためのモニタリングのことです。患者の薬物血中濃度を測定し、薬物動態解析を基に最適な薬剤投与量や投与方法を決定する手法が代表的です。

post-antibiotic effect (PAE)

武道において「残心（ざんしん）」というものがあります。これは技を決めた後も心身ともに油断をしないこととされています。相手が倒されたように見えても、そうではなく、油断した隙を突いて反撃が来ることがありえます。それを防ぎ、勝利を確たるものとするために残心が求められるのです。抗菌薬の世界で残心といえば「post-antibiotic effect（PAE）」かもしれません。

PAEとは、薬物がin vitroで除去された後、またはin vivoで薬物の代

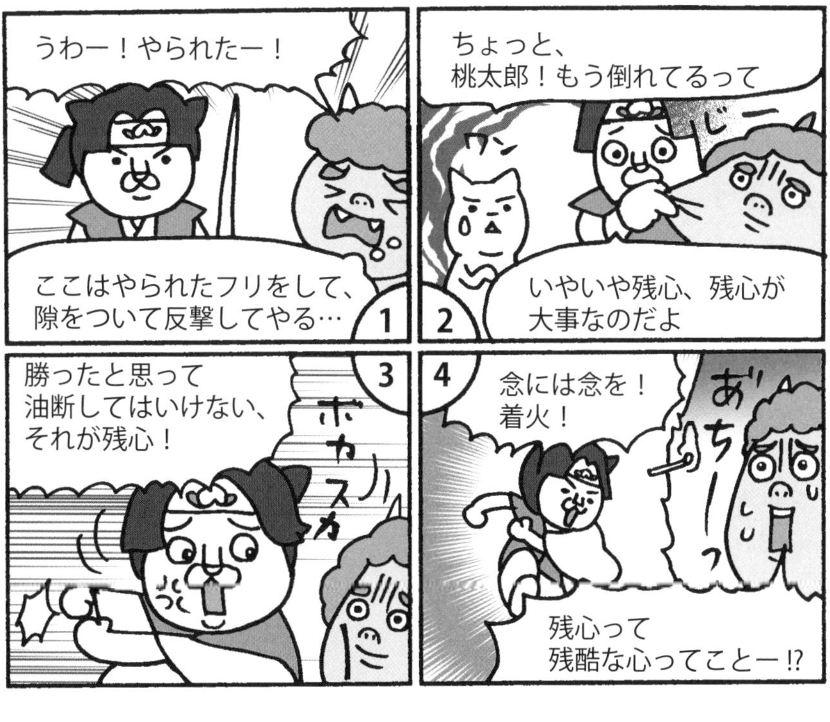
1
うわー！やられたー！
ここはやられたフリをして、
隙をついて反撃してやる…
2
ちょっと、
桃太郎！もう倒れてるって
ワン
じー
いやいや残心、残心が
大事なのだよ
3
勝ったと思って
油断してはいけない、
それが残心！
ボカスカ
4
念には念を！
着火！
あぢーっ
残心って
残酷な心ってことー!?

謝と排泄によって除去された後にもみられる細菌増殖の持続的な抑制を指します（残心ですね）。

アミノグリコシド系抗菌薬はグラム陰性桿菌にPAEを示しますが、黄色ブドウ球菌に対してもPAEを示します（そのほかのグラム陽性球菌に対しては示しません）。一般に、PAEがみられる時間はグラム陽性球菌よりもグラム陰性桿菌の方が長くなります。

バンコマイシン注入反応

バンコマイシン注入反応（vancomycin infusion reaction）は、バンコマイシン（VCM）に対する一般的な副作用です。症状は通常は上半身の紅潮、紅斑、および掻痒です。

過去には「レッドマン症候群（red man syndrome）」と呼ばれていたことがありますが、レッドマンというと紅斑性皮膚反応を伴う白人男性患者を表現しているように受け取られるかもしれません。また、人種や肌の色に基づく差別用語であると解釈されることがあります。このため、最近ではこの用語を使用しないようにすることが推奨されています[1)]。

ジスルフィラム様反応

お酒を飲みすぎた翌日に起こる「二日酔い」は避けたいものです。吐き気、胸やけ、頭痛などの不快な症状を経験することになるからです。二日酔いは、アルコールが分解されてできたアセトアルデヒドが、肝臓で十分に処理されないことで起こります。このような状況を意図的に作り出す薬がジスルフィラムです。

ジスルフィラムはアルコール依存症の治療薬として、日本で承認されている抗酒薬の一つです。この薬剤を服用しているときに飲酒すると、血中アセトアルデヒド濃度が上昇して、悪心・嘔吐、頭痛、動悸、顔面紅潮、呼吸困難などのアセトアルデヒドによる不快な反応を引き起こします。

ジスルフィラム様反応（disulfiram-like reaction）はメトロニダゾール

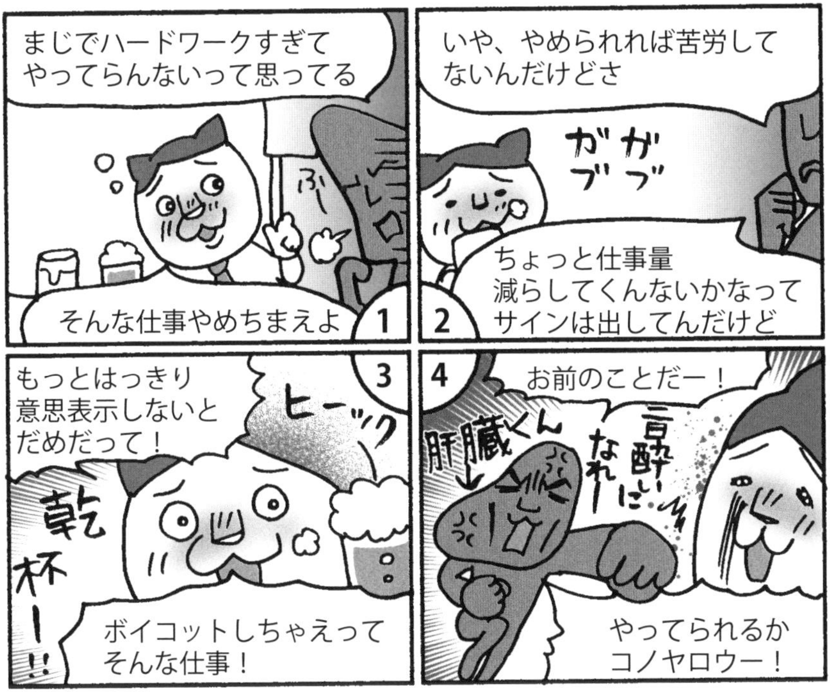
まじでハードワークすぎて
やってらんないって思ってる
ふ～
そんな仕事やめちまえよ
1
いや、やめられれば苦労して
ないんだけどさ
ガブガブ
ちょっと仕事量
減らしてくんないかなって
サインは出してんだけど
2
3
もっとはっきり
意思表示しないと
だめだって！
ヒーック
乾杯ー!!
ボイコットしちゃえって
そんな仕事！
4
お前のことだー！
肝臓くん
悪酔いになれー
やってられるか
コノヤロウー！

を投与されている患者が飲酒した場合（もしくはアルコール含有製剤が投与された場合）にみられる副作用の一つです。アルコール依存症の治療に用いられるジスルフィラムの作用と類似するため、ジスルフィラム様反応と呼ばれています。

チトクローム P450

チトクローム P450（Cytochrome P450）は基質特異性の異なる複数の分子種からなるスーパーファミリーであり、略して CYP（シップ）と呼ばれています。「450」の由来ですが、一酸化炭素と結合して 450nm の波長での光の吸収ピークに基づいて命名されています。

この酵素は薬物や異物の代謝における主要な酵素です。動物では主に肝臓に存在しますが、腎や肺などほとんどすべての臓器にも少量ながら存在します。

CYP はアミノ酸配列の相同性に基づいて分類されています。たとえば、「CYP3A4」の場合、最初の数字 3 は「ファミリー3」、A は「サブファミリーA」、最後の数字 4 が特定の蛋白質を示します。

腸内細菌目細菌

車の定義は「車輪がある乗り物」です。そのため、自動車、オートバイ、自転車、三輪車などは車の仲間となります。しかし、通常は「車」という言葉は自動車を指すことが多いです。自動車の定義は「動力源（エンジンまたはモーター）」「車輪」「道路を走行する能力」「制動装置」を持つ車となります。したがって、「車≠自動車」であり、車のなかに自動車が含まれることになります。これに似ているのが、「腸内細菌≠腸内細菌目細菌」です。腸内細菌のなかに腸内細菌目細菌が含まれるのであって、イコールではありません。

「腸内細菌」と「腸内細菌目細菌」が混同されることが多く見受けられます。分かりやすく表現すると「腸内細菌≠腸内細菌目細菌」ということになります。

腸内細菌は、ヒトの消化管にすむ微生物の集団です。一方、腸内細菌目細菌は「グラム陰性桿菌である」「通常の培地でよく育ち、通性嫌気性である」「ブドウ糖を発酵する」「オキシダーゼ試験が陰性である」などの条件を満たした微生物集団です。これらの条件を満たさない場合、腸内細菌目細菌には含まれません。

腸球菌は腸管内に生息していますが、グラム陽性球菌であるため、腸内細菌目細菌には属しません。また、バクテロイデス属は大腸に多く生息していますが、偏性嫌気性菌であるため、腸内細菌目細菌には属しません。緑膿菌も腸管内に生息することがありますが、ブドウ糖を発酵しないので、腸内細菌目細菌ではありません。すなわち、腸内細菌目細菌に属する微生物は、腸内細菌のごく一部を占めるに過ぎないのです。

これまで、「腸内細菌科細菌（*Enterobacteriaceae*）」という総称が広く用いられていました。2016年に細菌のゲノム解析の結果に基づいて*Proteus*属、*Serratia*属、*Yersinia*属などが別の科に分類されたため、これらを包含するカテゴリーとして上位の分類レベル（目［もく］）である「腸内細菌目細菌（*Enterobacterales*）」が使用されるようになりました。

腸内細菌目細菌には、腸内細菌科、エルウィニア科、ペクトバクテリア科、エルシニア科（*Serratia*属など）、ハフニア科、モルガネラ科（*Morganella*属、*Proteus*属、*Providencia*属など）、ブドヴィシア科の7つの科が含まれています。

ESBL産生菌（表1）

ESBLは「extended-spectrum β-lactamase」の略語であり、「基質特異性拡張型β-ラクタマーゼ」と邦訳されています。もともと、ペニシリナーゼ（ペニシリンを分解するβ-ラクタマーゼ）であったものが、その遺伝子に突然変異がみられて、分解可能な抗菌薬の種類が広がり、第3世代以降のセファロスポリン系抗菌薬も分解することができるようになりました。

ESBL産生菌はセファマイシン系抗菌薬やカルバペネム系抗菌薬を除き、ほとんどのペニシリン系抗菌薬、セファロスポリン系抗菌薬、モノバクタム系抗菌薬に耐性を示します。

ESBL産生遺伝子は、薬剤耐性プラスミドであるRプラスミドに存在し

表1　ESBL産生菌とAmpC産生菌の特徴

	ESBL産生菌	AmpC産生菌
クラブラン酸による阻害	阻害される	阻害されない
第3世代セファロスポリン系抗菌薬	耐性	耐性
セファマイシン系抗菌薬	感受性あり	耐性
カルバペネム系抗菌薬	感受性あり	感受性あり

ているため、細菌から細菌へ移動して、移動先の細菌もESBLを産生し、耐性を獲得することができます。異なる菌種間でも、たとえば肺炎桿菌から大腸菌へのように遺伝子が移動することができます。そのため、ESBL産生菌は、以前は肺炎桿菌や大腸菌が主な存在でしたが、現在ではプロテウス・ミラビリスなど多くの菌種に広がっています。

AmpC産生菌（表1）

AmpCとはカルバペネム系抗菌薬には感受性を示すけれども、第3世代セファロスポリン系抗菌薬には耐性となるβ-ラクタマーゼです。AmpC産生遺伝子は染色体にもプラスミドでも確認されています。

エンテロバクター属、シトロバクター属、セラチア属はこの遺伝子を染色体に持っています。通常は、AmpC産生遺伝子は転写活性が抑制されているので、その産生量は少ないです。しかし、AmpCの産生を刺激するような抗菌薬が使用されるとAmpCが過剰に産生され、第3世代セファロスポリン系抗菌薬やセファマイシン系抗菌薬に耐性となります。ただし、カルバペネム系には感受性を示します。

肺炎球菌

肺炎球菌の正式名（微生物学的命名法に基づく学名）は*Streptococcus pneumoniae*です。*Streptococcus*から分かるように、肺炎球菌は連鎖球菌属に含まれます。連鎖球菌属にはA群溶血性連鎖球菌（*Streptococcus pyogenes*）、B群溶血性連鎖球菌（*Streptococcus agalactiae*）などがあり、肺炎球菌もその仲間です。肺炎球菌には90以上の血清型があります。

非定型菌

非定型菌（atypical bacteria）は複数の菌種の総称であり、マイコプラズマ属、レジオネラ属、クラミドフィラ属、クラミジア属、リケッチア属などが含まれます。

共通点としては「細胞内寄生菌である（マイコプラズマ属は除く）」「β-ラクタム系が無効である」「グラム染色では観察できない」があげられます。

発熱性好中球減少症

発熱性好中球減少症（febrile neutropenia）は、好中球の数が極端に減少することで発生する症状です。主な原因は、化学療法や放射線療法などのがん治療による副作用です。発熱性好中球減少症については高リスク患者と低リスク患者がいます。

高リスク患者というのは好中球500/μL未満の期間が7日以上続くと予想される患者、もしくは、好中球減少の期間に関係なく、重大な肝機能障害または腎機能障害がある患者です。実際には急性白血病の寛解導入療法を受けている患者や同種造血幹細胞移植の生着前の患者が高リスク患者となります。通常は注射用抗菌薬で治療します。

固形腫瘍または悪性リンパ腫に対して化学療法を受けている患者のほとんどは低リスク患者となります。低リスク患者というのは好中球500/μL未満の期間が7日以下であると予想され、かつ、重大な肝または腎機能障害のない患者のことです。そのため、固形がんの患者は低リスク患者となります。低リスク患者では抗菌薬の内服治療も可能です。

医療介護関連肺炎

医療介護関連肺炎（nursing and healthcare-associated pneumonia, NHCAP）は市中肺炎と院内肺炎の中間に位置する肺炎をいいます。

「長期療養型施設や介護施設の入所者」「90日以内に病院を退院した患者」「介護を必要とする高齢者や身障者」「通院にて、透析や化学療法などを継続的に受けている患者」における肺炎です。

〈文献〉

1) Alvarez-Arango, S. et al. Vancomycin Infusion Reaction — Moving beyond "Red Man Syndrome". N Engl J Med. 384 (14), 2021, 1283-6.

●著者略歴

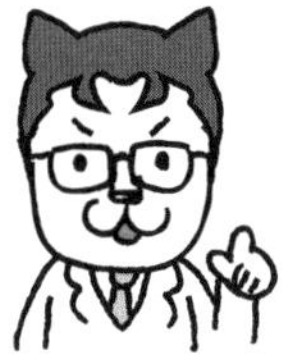

矢野邦夫（やの　くにお）

浜松市感染症対策調整監 兼 浜松医療センター感染症管理特別顧問

略歴

1981年　3月　名古屋大学医学部卒業
1981年　4月　名古屋掖済会病院
1987年　7月　名古屋第二赤十字病院
1988年　7月　名古屋大学 第一内科
1989年 12月　米国フレッドハッチンソン癌研究所
1993年　4月　浜松医療センター
1996年　7月　米国ワシントン州立大学感染症科 エイズ臨床短期留学
　　　　　　　米国エイズトレーニングセンター臨床研修修了
1997年　4月　浜松医療センター 感染症内科部長
1997年　7月　同上　衛生管理室長
2008年　7月　同上　副院長
2020年　4月　同上　院長補佐
2021年　4月　浜松市感染症対策調整監（現職）
　　　　　　　浜松医療センター 感染症管理特別顧問（現職）

医学博士　ICD
感染症専門医　抗菌化学療法指導医
日本内科学会認定医
日本エイズ学会　認定医・指導医
日本感染症学会 評議員
日本環境感染学会 評議員
産業医

著書

ねころんで読めるウィズコロナ時代の感染対策（メディカ出版）、もっともっとねころんで読める抗菌薬（メディカ出版）、ますます！ねころんで読めるCDCガイドライン（メディカ出版）、CDCガイドラインの使い方（メディカ出版）など多数

ねころんで読める感染症と抗菌薬のきほんのき
―「やっぱりわからない！」人のための入門書

2024年4月5日発行　第1版第1刷
2024年9月10日発行　第1版第2刷

著　者　矢野 邦夫

発行者　長谷川 翔
発行所　株式会社メディカ出版
〒532-8588
大阪市淀川区宮原3－4－30
ニッセイ新大阪ビル16F
https://www.medica.co.jp/
編集担当　井奥享子
装　幀　市川 竜
イラスト　藤井昌子
組　版　株式会社明昌堂
印刷・製本　日経印刷株式会社

© Kunio YANO, 2024

本書の複製権・翻訳権・翻案権・上映権・譲渡権・公衆送信権（送信可能化権を含む）は、（株）メディカ出版が保有します。

ISBN978-4-8404-8475-6　Printed and bound in Japan

当社出版物に関する各種お問い合わせ先（受付時間：平日9：00～17：00）
●編集内容については、編集局 06-6398-5048
●ご注文・不良品（乱丁・落丁）については、お客様センター 0120-276-115